따뜻한 발이면
충분하다

족온법

ASHI WO ATATAMERUTO KENKOU NI NARU by KAYO Yoshida
Supervised by TAKUJI Shirasawa
Illustration by AYUMI Kawagishi
Photo by MASUMI Kawakami
ⓒ KAYO YOSHIDA 2015
Originally published in Japan in 2015 by ASA PUBLISHING CO., LTD., TOKYO,
Korean translation rights arranged with ASA PUBLISHING CO., LTD., TOKYO,
through TOHAN CORPORATION, TOKYO, and Botong Agency, SEOUL.

면역력·혈액순환·체온을 높이는 하루 습관

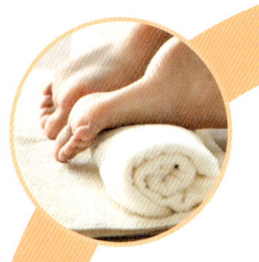

따뜻한 발이면
충분하다

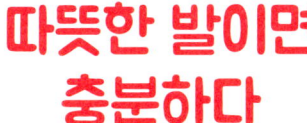

요시다 가요 지음 | 시라사와 다쿠지 감수 | 장은정 옮김

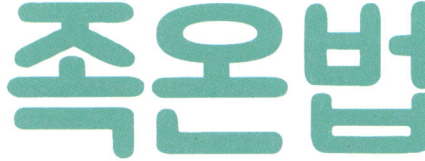

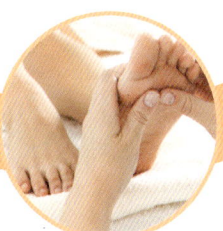

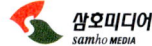
삼호미디어
samho MEDIA

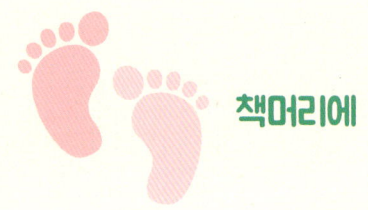

책머리에

　　모자람이 없이 넉넉한 상태를 '만족(滿足)'이라고 하며, 반대로 채워지지 못한 상태를 '부족(不足)'이라고 합니다. 모두 발을 의미하는 '족(足)'이라는 한자가 들어 있습니다. 그만큼 '발'이 우리 인간에게 얼마나 중요한 존재인지 나타내는 표현으로도 이해할 수 있지 않을까요?

저는 실제로 발을 잘 돌봄으로써 활력과 건강을 되찾고 긍정적으로 변화한 사람들을 수도 없이 보았습니다. 족욕을 하고부터 무릎 통증이 사라지고 걸을 수 있게 된 어르신, 꾸준한 스트레칭으로 고질적이었던 발의 부종을 없애고 하이힐을 신을 수 있게 된 20대 여성, 난임으로 고생했던 한 여성은 숍에 다니기 시작했을 때 35℃ 전반이었던 체온이 36℃ 중반까지 올라가 발과 배에 머물던 냉기가 해소되고 예쁜 아기까지 얻은 경우도 있었습니다. 수많은 환자분들을 진찰하고 치료하느라 매일 파김치가 되기 일쑤였던 한 의사분은 발 마사지와 족온법을 실시한 뒤 기력을 회복하고 눈에 띄게 몸 상태가 좋아졌다며 족온의 효능에 놀라움을 전해온 적도 있었습니다.

저는 의사도 카운슬러도 아닙니다. 단지 지압과 정체요법 등을 이용해 발 건강을 전문적으로 관리하는 숍을 운영하고 있습니다. 제가 하는 일을 한 마디로 말하자면 발을 따뜻하게 만들어 자연치유력을 이끌어내는 것뿐입니다. 그렇다면 발을 따뜻하게 하는 것, 즉 '족온(足溫)'은 어떤 원리로 우리 몸에 작용하는 것일까요? 아주 간단히 말하면 이렇습니다.

● 족온을 함으로써 차가운 기운이 사라지고 혈관이 열려 혈액이 원활히 흐르는 상태가 됩니다.

● 혈액이 잘 순환되어 몸속에 축적되어 있는 불필요한 물질(노폐물)이 밖으로 배출되므로 부종이 사라지고 대사 작용이 활성화됩니다.

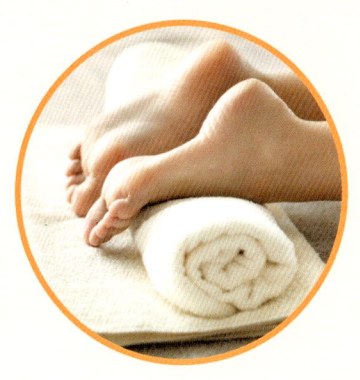

● 따뜻한 혈액이 전신으로 고루 퍼져 체온이 오르고 내장 기능이 강화되어(활발해져서) 병에 쉽게 걸리지 않습니다.

그 결과 따뜻한 몸, 아름다운 몸, 건강한 몸을 만들 수 있습니다.

몸이 아프고 불편한 사람들의 통증을 덜어주고 보다 건강한 삶을 찾을 수 있도록 돕고 싶다는 생각에서 반사요법, 정체요법, 림프 순환 마사지, 피부 미용 에스테틱, 체중 감량 마사지, 두피 마사지, 장 테라피, 카이로프랙틱 등 여러 수기요법을 배우고 연구했습니다. 그리고 근육, 골격, 신경 등 인체에 대한 공부와 임상 시술을 병행함으로써 더 효과적이고 체계적인 방법을 모색해 왔습니다. 그 결실이 바로 여기서 소개하는 발을 따뜻하게 하는 건강법, '족온법'입니다.

본격적인 장을 시작하기에 앞서 족온의 50가지 효과를 간단히 정리해 놓았는데, 그것은 지극히 일부에 불과합니다. 책에는 못다 담은 다양한 사례, 그야말로 기적과 같은 사건을 직접 보고 경험해 왔습니다. 물론 그 모든 것이 온전히 족온의 성과만은 아닐 수도 있습니다. 그러나 족온을 하기 전과 후를 비교했을 때 그 사람의 건강과 인생이 크게 달라졌음은 분명한 사실입니다.

사람에게는 본디 몸과 마음의 문제를 스스로 치유할 수 있는 '자연치유력'이 있습니다. 이 힘을 제대로 발휘하려면 우리 몸의 토대인 발이 제 기능을 해야 합니다. 그러려면 족온을 빼놓고는 이야기할 수 없습니다. 너무도 간단하고 쉬운 방법이지만 그 효과는 굉장합니다. 이 책을 접하게 된 여러분이 족온법을 활용해 충실한 하루하루를, 그리고 만족스러운 인생을 걸어갈 수 있기를 기대합니다.

이시다 가오

차례

발이 따뜻하면
몸 전체가
따뜻해집니다.

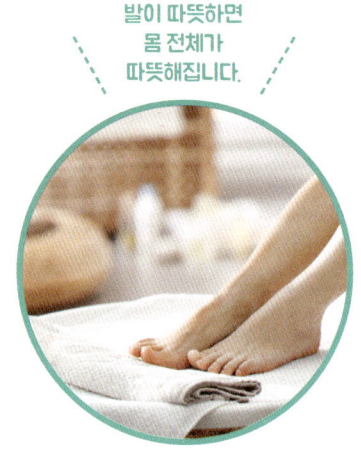

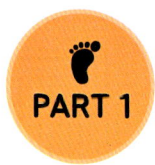

PART 1

차가운 발, 병을 부른다

습관이
중요해요

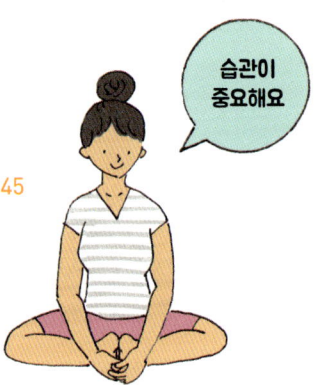

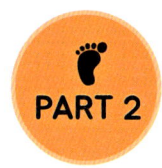

PART 2

9가지 족온법으로 냉증 탈출! 체온 상승!

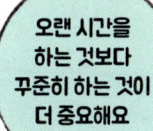

오랜 시간을
하는 것보다
꾸준히 하는 것이
더 중요해요

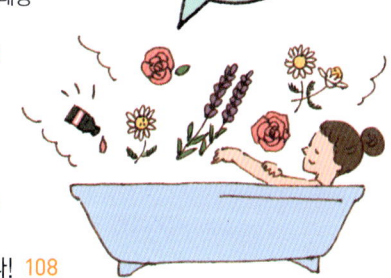

7

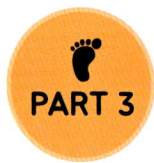

PART 3

체열의 균형이 장수로 이어진다

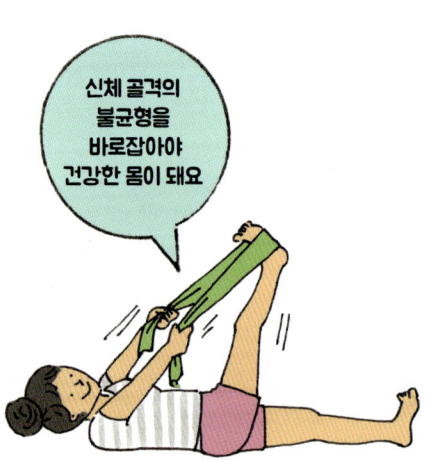

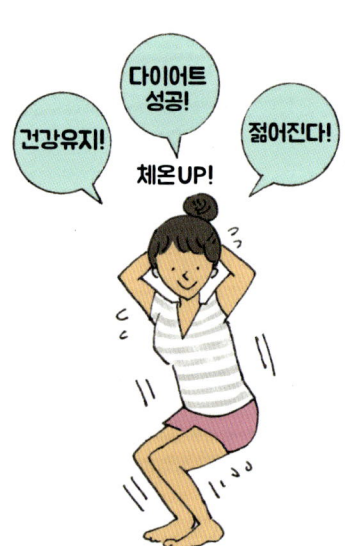

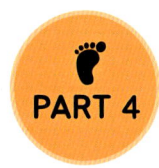

PART 4

생기 있는 젊음도 족온에서 비롯된다

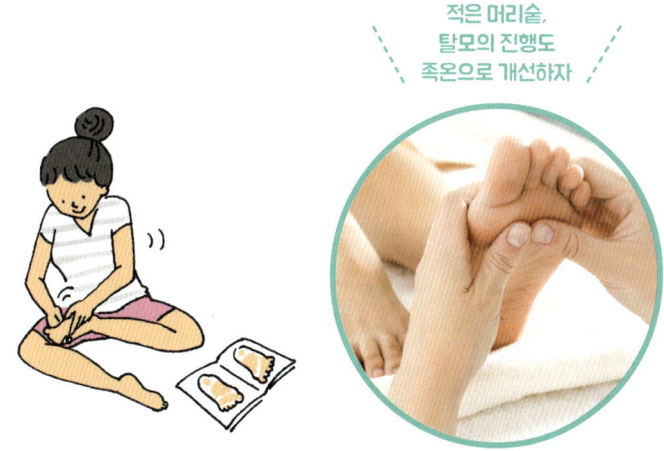

적은 머리숱,
탈모의 진행도
족온으로 개선하자

PART 5

족온을 통해 살찌지 않는 체질로 변화한다

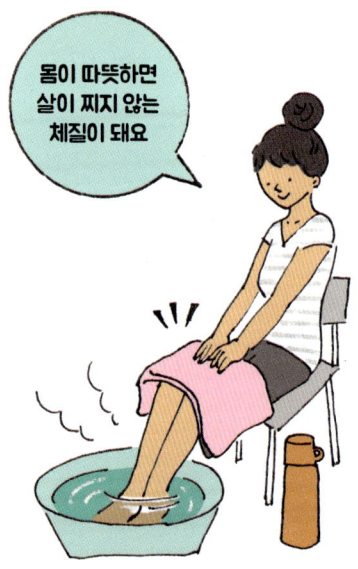

몸이 따뜻하면 살이 찌지 않는 체질이 돼요

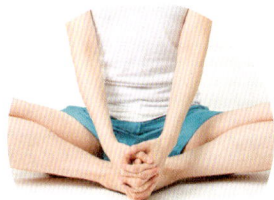

본격적으로
족온법을
살펴보기에 앞서

발바닥과 다리의 상태를 체크해 봅시다

발바닥과 다리를 보면 나의 건강 상태를 한눈에 확인할 수 있습니다. 흔히 종아리를 가리켜 '제2의 심장'이라고 말하며, 발바닥은 '제2의 뇌', 발뒤꿈치는 '전신의 토대'라 일컫습니다. 이런 별칭에서도 알 수 있듯, 발과 다리는 우리 몸의 지지와 이동수단이라는 역할을 넘어 몸 전체의 건강과 긴밀하게 연관되어 있습니다. 이를 바꿔 생각하면, 발과 다리를 잘 관리하면 몸 전체의 건강을 지킬 수 있다는 이야기가 되지요. 그리고 그중에서도 가장 효과가 뛰어난 방법이 바로 발을 따뜻하게 하는 것, '족온(足溫)'입니다. 발을 따뜻하게 하는 데는 다양한 방법이 있는데, 중요한 것은 본인에게 적합한 방법을 찾는 것입니다. 먼저 자신의 발 상태를 체크해 봅시다.

이것이 포인트

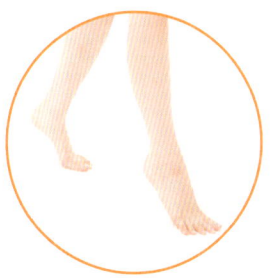

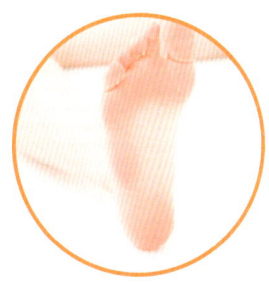

다리 모양을 확인하자

다리의 형태만 봐도 혈액순환이 어떻게 이루어지고 있는지 알 수 있습니다. 모양을 관찰해 정상적으로 기능하고 있는지 살펴봅시다. → 자세한 내용은 22쪽~

발바닥을 확인하자

발바닥의 색깔, 냄새, 주름은 건강의 척도. 자세히 관찰하면 몸의 어느 부분에 문제가 있는지 확인할 수 있습니다. → 자세한 내용은 12쪽~

색으로
확인한다!

발바닥의 색을 통해 몸과 마음의 건강 상태를 알 수 있습니다. 자신의 발바닥 상태(색)에 맞는 족온법을 활용해 건강한 몸을 만들어 봅시다.

이상적인 발바닥은 분홍색!

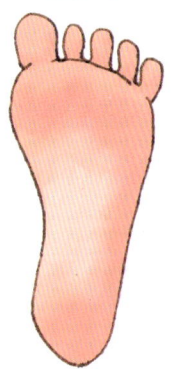

나의 몸과 마음 상태는?

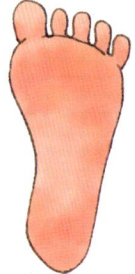

붉은색 (흥분 상태)

에너지 과잉으로 흥분해 있는 상태. 초조해하고 화를 잘 낸다. 아치 부분까지 붉은 빛이 돈다면 위장의 활동이 지나치게 왕성하다고 볼 수 있으며 염증 발생 가능성이 있다.

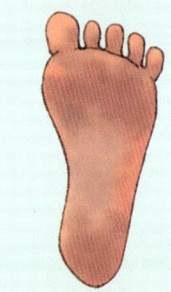

보라색
(혈액의 오염,
혈액·림프액의 순환 장애)

혈액·림프액의 순환이 원활하지 못하여 배출 작용에 문제가 있는 상태. 혈액이 오염되어 몸이 쉽게 냉해지고 손발이 잘 붓는다.

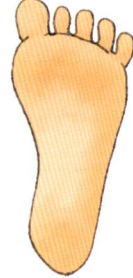

노란색
(육체 피로, 간과 담낭의 기능 약화)

수면 부족이나 과로 등으로 몸이 피로한 상태. 간과 담낭의 기능이 떨어져 있다.

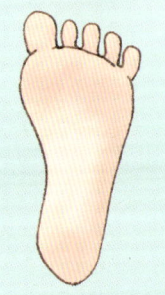

흰색 (기력 부족)

하얘서 깨끗해 보이지만 에너지 부족으로 기력이 떨어져 있으며, 정신적으로도 나약해진 상태. 빈혈과 저혈압을 동반하는 경우가 많다. 위장도 허약하다.

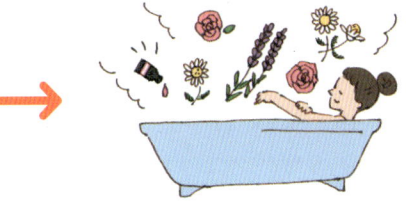

족온법 ❸ 반신욕 58쪽~

아로마 오일이나 입욕제 등을 이용한 반신욕으로 긴장을 이완시킨다. 마음을 진정시키고 느긋하게 시간을 보내 보자. 보온주머니 활용도 추천.

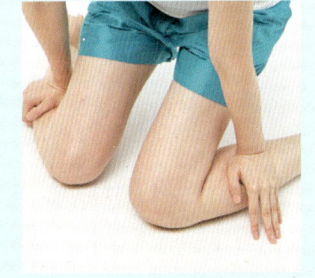

족온법 ❺ 근육 이완법 84쪽~

종아리나 넓적다리의 근육을 거의 사용하지 않아 혈류가 정체되어 있다. 근육을 풀어주면 단번에 혈류가 살아난다!

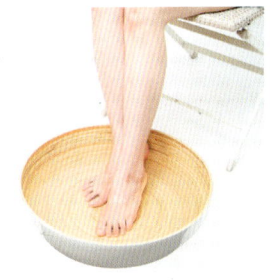

족온법 ❶ 족욕 50쪽~

간 기능을 원활하게 해주는 데는 족욕이 최고! 족욕을 하면서 발가락을 움직이면 신진대사가 한층 활발해지고 해독 작용도 순조롭게 이루어져 피로 회복 효과가 탁월하다.

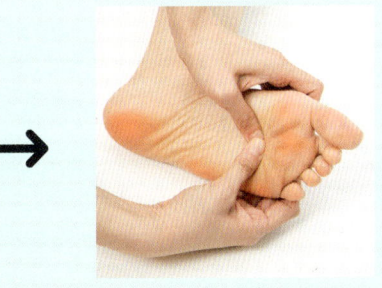

족온법 ❹ 발바닥 혈 자극 72쪽~

발바닥의 혈을 자극해 에너지 부족을 해소할 수 있다. 증상에 따른 반사구를 활용해 기력을 회복하자!

냄새로
확인한다!

발 냄새로 병의 유무, 심리 상태 및 식생활의 문제를 알 수 있습니다.

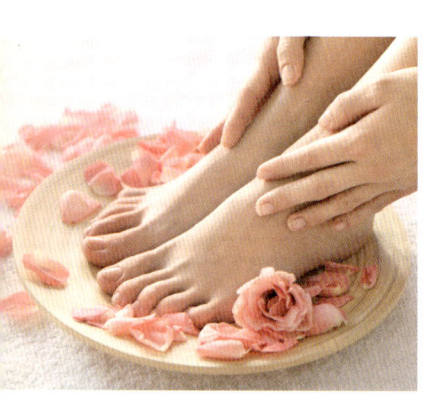

나의 발 냄새는?	몸의 이상 증세
누린내 기름기 냄새, 동물적인 냄새	간·담낭의 작용이 둔화되어 지방의 대사가 잘 이루어지지 않는다. 여드름과 같은 피부 트러블이 자주 난다.
썩은내 썩은 생선 냄새	노폐물 배출에 꼭 필요한 신장과 방광, 대장의 기능이 약화되어 소변과 대변이 정체되어 있는 상태.
탄내 고무 타는 냄새	욕구불만 상태. 짜증이 쉽게 나고 분노가 쌓여 있다. 스트레스가 최고조에 이른 상태.
쉰내 시큼한 냄새, 땀 냄새	자율신경이나 체내 수분의 균형이 무너져 있거나, 긴장이 심한 상태.
비린내 배설물 냄새, 생선 비린내	폐 기능이 약한 상태. 발한 이상을 일으켜 신체 여러 부위에서 땀이 많이 난다.
단내 달콤한 냄새	췌장의 기능이 떨어지거나 위염 등에 의해 위가 만성적으로 약화된 상태. 당의 분해 작용이 충분히 이루어지지 않는다.

원인은?	추천하는 족온법

기름기 많은 음식의 섭취와 피지의 산화

족온법 ❶ 족욕 50쪽~

간의 피로를 풀어주는 족욕으로 해소! 기름기 많은 음식을 삼가는 것이 좋다.

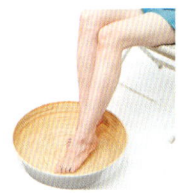

신장의 작용이 원활하지 못해 노폐물이 쌓였다.

족온법 ❹ 발바닥 혈 자극 72쪽~

위장에 효과적인 경혈을 눌러 증상을 완화한다. 특히 장내 환경을 정돈하는 족삼리혈 지압 추천.

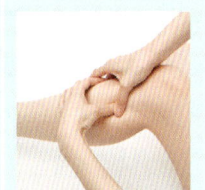

생각대로 일이 잘 풀리지 않아 스트레스가 쌓였다.

족온법 ❼ 보온주머니 98쪽~

편안히 누워서 보온주머니 위에 발을 올리고 긴장을 푼다.

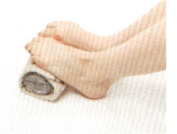

과도한 스트레스로 자율신경의 균형이 깨졌다.

족온법 ❸ 반신욕 58쪽~

자율신경의 균형을 되찾도록 반신욕을 통해 스트레스를 완화하고 긴장을 풀어야 한다.

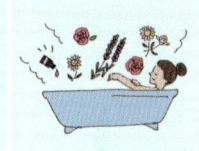

림프관이 막혀 피로물질이 차 있다.

족온법 ❽ 수건 활용 103쪽~

막힌 림프관을 풀어주기 위해 건포마찰을 이용해 림프관을 자극한다. 발가락 사이에도 림프액이 지나는 길이 있으니 빼놓지 말고 문지르자!

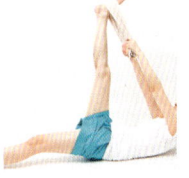

혈당 수치가 높거나, 칼로리를 과도하게 제한하는 다이어트를 했다.

족온법 ❻ 스트레칭 90쪽~

근육은 당분을 축적했다가 에너지로 소비한다. 넓적다리의 큰 근육을 단련해 근육량을 늘리면 당분을 효율적으로 소비하게 되어 혈당 수치가 떨어진다.

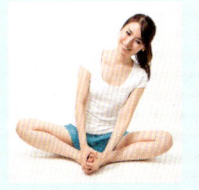

발 반사구를
자극한다!

몸의 어느 한 부분에 문제가 생기면 그것이 멍울 형태로 발바닥에 나타나는데, 발바닥에는 몸의 각 부분에 상응하는 반사구가 있습니다. 이러한 반사구를 지압해 멍울을 풀어주고 발바닥 혈을 자극해주면 기관과 내장의 문제, 어깨 결림, 요통 등 다양한 증상을 완화시킬 수 있습니다. 다음 그림을 보고 체크해 봅시다.

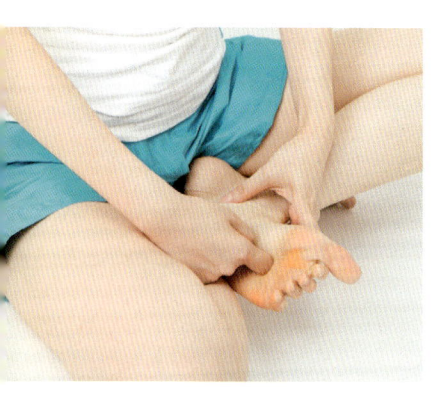

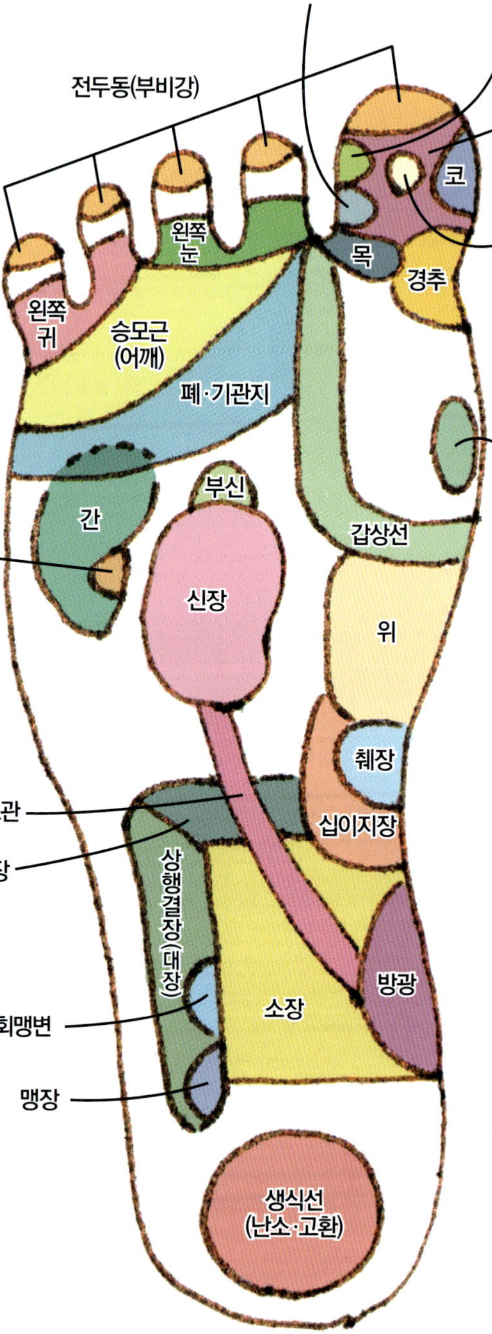

소뇌·뇌간
삼차신경
전두동(부비강)
뇌(대뇌)
코
왼쪽 눈
목
경추
뇌하수체
왼쪽 귀
승모근 (어깨)
폐·기관지
부갑상선
간
부신
갑상선
담낭
신장
위
췌장
수뇨관
십이지장
횡행결장 (대장)
상행결장 (대장)
방광
회맹변
소장
맹장
생식선 (난소·고환)

오른쪽 발바닥

16

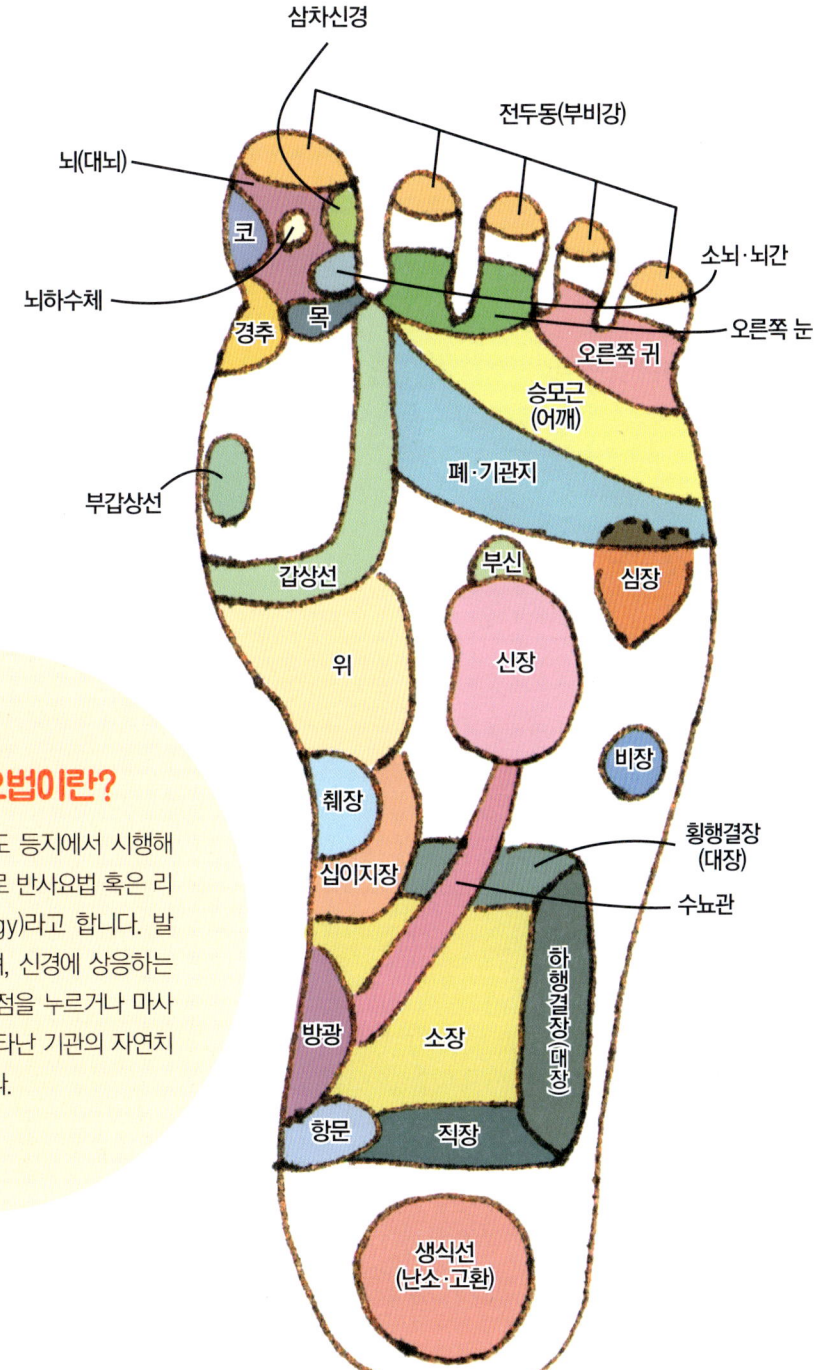

삼차신경

전두동(부비강)

뇌(대뇌)

코

뇌하수체

경추

목

소뇌·뇌간

오른쪽 눈

오른쪽 귀

승모근
(어깨)

폐·기관지

부갑상선

부신

심장

갑상선

신장

위

비장

췌장

십이지장

횡행결장
(대장)

수뇨관

방광

소장

하행결장(대장)

항문

직장

생식선
(난소·고환)

왼쪽 발바닥

발 반사구 요법이란?

예로부터 중국이나 인도 등지에서 시행해 온 수기 치료법의 하나로 반사요법 혹은 리플렉솔로지(Reflexology)라고 합니다. 발 바닥에는 내부 장기, 뼈, 신경에 상응하는 반사구가 있어서 각 지점을 누르거나 마사지하면 문제 증상이 나타난 기관의 자연치유력을 높일 수 있습니다.

발의 각질을 확인한다!

발바닥에 각질이 생기는 부위를 통해서도 몸의 이상 증세를 확인할 수 있습니다. 대표적인 여섯 부위와 그에 상응하는 몸의 증상을 소개합니다.

각질이란?

피부의 상피조직인 표피에서 가장 바깥쪽에 자리해 외부의 자극으로부터 피부를 보호하고, 안쪽의 수분이 날아가지 못하도록 덮개 역할을 해주는 것이 각질층입니다.

표피에서는 피부의 재생 작용에 의해 오래된 세포, 즉 각질이 표면으로 밀려나와 떨어져 나가는 과정이 반복됩니다. 그런데 이때 외부로부터의 반복적인 마찰이나 압력 등을 받으면, 각질이 자연스럽게 떨어져 나가지 못하고 단단하고 거칠거칠한 상태로 표면에 달라붙게 됩니다. 또한 내부 장기의 기능이 약해지면, 장기와 연결된 말초신경을 통해 발바닥까지 나쁜 영향이 미쳐 각질이 생성되는 경우도 있습니다.

이러한 각질을 적절히 제거함으로써 발바닥을 건강하게 관리해야 합니다. 발바닥의 상태가 개선되면 자연히 발 반사구에 상응하는 장기에도 좋은 자극이 전해져 내장의 기능 개선에 도움을 줄 수 있습니다.

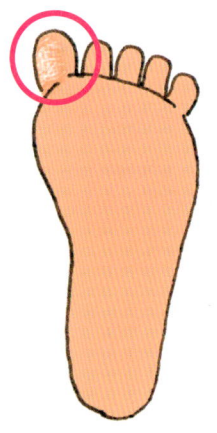

엄지발가락 바깥쪽
시간에 쫓기는 등 스트레스가 극심하다.

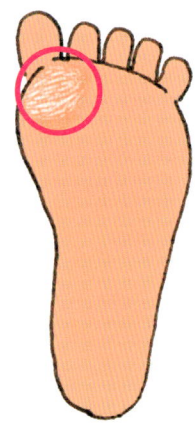

엄지발가락 밑의 튀어나온 부위
갑상선과 부갑상선 기능이 균형을 이루지 못하고 있다.

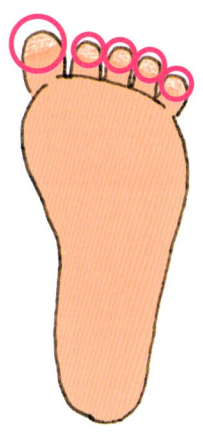

발가락 끝부분

비염 등
알레르기 증상이
자주 나타난다.

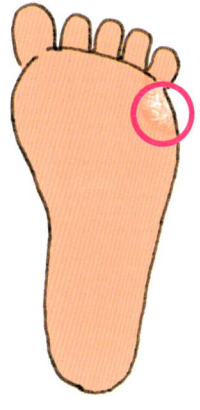

새끼발가락 아래쪽

견갑골에서 어깨까지
전반적으로 경직되어
있다.

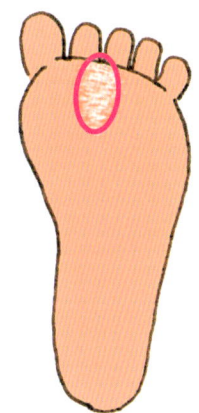

**검지발가락과
중지발가락 사이의
아랫부분**

어깨 결림, 눈의 피로
증상이 있다.

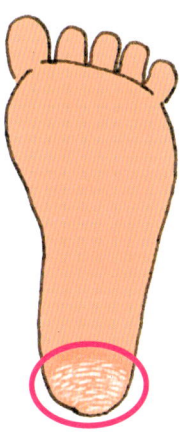

발뒤꿈치

부인과 질환, 배가 차
고 설사와 변비 등의
장 질환, 치질 등의 증
상이 있다.

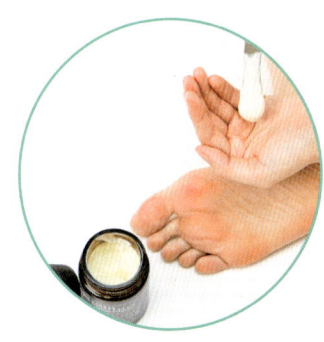

각질을 제거하고 싶다면, 이것만은 꼭 기억하자!

각질은 무릎관절이 안쪽 또는 바깥쪽으로 휘는 내반슬·외반슬에
의해 무게중심이 발바닥의 안쪽이나 바깥쪽으로 무너져 있거나,
발부리 또는 발뒤꿈치로 쏠려 있을 때 생성되기 쉽습니다. 이 상태
를 계속 방치하면 각질의 문제뿐만 아니라 몸 전체의 골격이 틀어
질 수 있으므로 주의가 필요합니다. 각질을 없애기 위해서는 먼저
발의 무게중심이 균형을 이루도록 하는 것이 중요합니다. 그리고
각질이 있는 부위에 크림을 발라 지압해주면 도움이 됩니다.

발바닥 주름을 확인한다!

발바닥 주름을 통해서도 장기의 상태를 알 수 있습니다. 먼저 주름이 생기 부위를 잘 관찰하고 몸의 증상을 확인해 봅시다.

발바닥 주름이란?

반사요법의 관점에서 주름은 몸의 취약한 부분을 판가름하는 척도가 됩니다. 한번 생긴 주름을 완전히 없애기란 어렵지만, 주름 부위에 크림을 발라 마사지를 하면서 자극을 가하면 몸의 허약한 부위를 다스릴 수 있습니다.

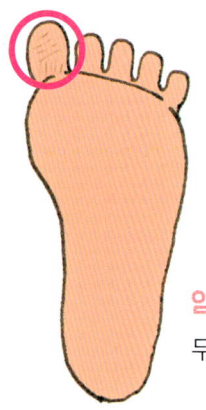

엄지발가락의 주름
두통, 머리(뇌)의 피로

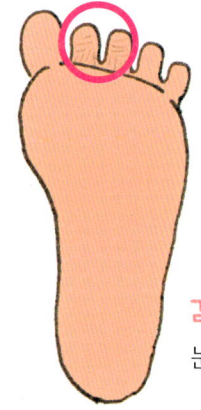

검지 · 중지발가락의 주름
눈의 피로

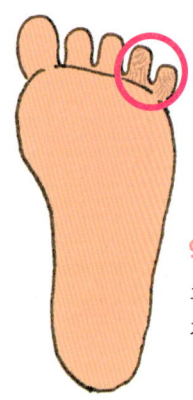

약지 · 새끼발가락의 주름
귀의 이상, 귀밑 림프액의 정체

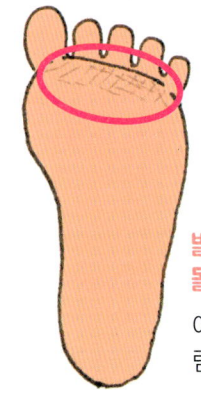

발가락 뿌리 아래 돌출된 부위의 주름
어깨 결림, 어깨 부근의 림프액 정체

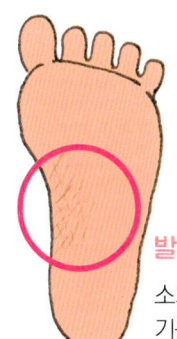

발바닥 아치의 주름

소화기 계통의
기능 약화

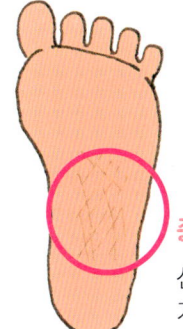

중앙 부위의 주름

신장 계통의
기능 약화, 부종

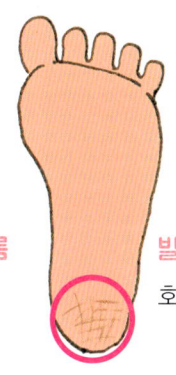

발뒤꿈치

호르몬의 불균형

주름의 모양에 따른 증상과 성격

반사구의 위치는 16쪽을 참고!

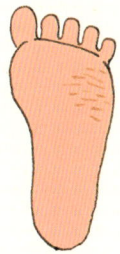

깊고 짧은 주름

주름이 있는 반사구에 상응하는 장기나 조직의 급성 질환을 나타낸다. 두통, 위통, 장 트러블, 췌장이나 신장의 이상, 등의 통증이나 요통 등.

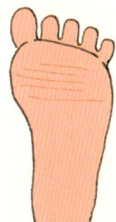

얕고 긴 주름

주름이 있는 반사구에 대응하는 장기나 기관의 만성 질환을 나타낸다.

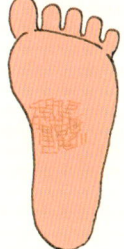

격자 모양의 쭈글쭈글한 주름

비염 등의 알레르기, 천식, 선천적으로 약한 부위를 나타낸다.

원 포인트 마사지

발바닥의 주름을 없애 보자!

먼저 주름이 있는 부위를 중심으로 보습크림을 바릅니다. 그리고 16쪽의 반사구를 참고해 지압점을 찾아 양손 엄지손가락을 포개어 꾹 누른 채 작은 원을 그리며 마사지합니다.

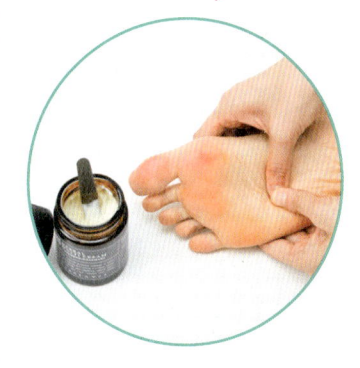

6

당신의 다리는 어느 유형?

다양한 다리 상태를 확인하고, 본인의 다리 유형에 맞는 최선의 관리법이 무엇인지 알아봅시다.

이상적인 다리 형태

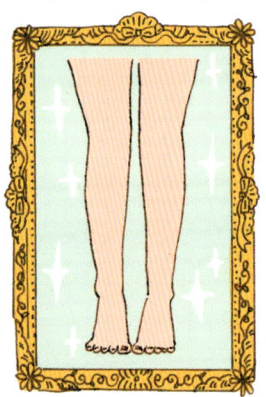

발목이 탄탄하고 전체적으로 탄력 있는 다리. 혈액순환이 잘되고 부종이 없으며, 만지면 부드럽고 온기가 살짝 느껴지는 것이 특징입니다.

다리 모양

전체적으로 부종이 있다.

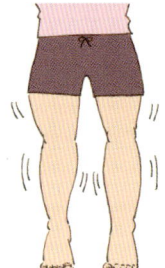

특징

이 유형의 사람은 걷는 시간이 부족한 경우가 많다. 심장으로 혈액을 올려 보내는 종아리의 펌핑 작용이 거의 없기 때문에 잉여 수분이 정체되어 부종이 생긴다.

신체 증상

어깨 결림·요통·냉증

하반신 근육을 쓰지 않으면 근육이 혈액을 심장으로 올려 보내는 힘이 약해진다. 그 결과 혈액순환이 악화되고 어깨 결림, 요통, 냉증이 유발된다.

이 유형의 개선 방법은 세 가지!
26쪽 ①, ③
27쪽 ⑪

발목이 굵어서 복사뼈가 잘 보이지 않는다.

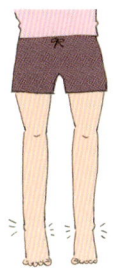

평소 발목을 잘 쓰지 않는 사람이 많이 속한 유형이다. 발목을 움직이지 않으니 발목이 굵어지고 움직임이 둔해지면서 점점 더 활동이 줄어들게 된다.

보행 곤란·부인과 질환

발목의 움직임이 나빠져 잘 걷지 못한다. 냉증에 의해 혈액과 림프액이 정상적으로 순환하지 못해 부인과 질환이 발생할 가능성도 있다.

이 유형의 개선 방법은 두 가지!
26쪽 ②, ③

다리 전체가 굵고 종아리 근육이 과도하게 발달했다.

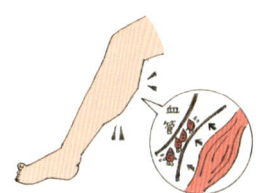

수년 째 운동을 하는 사람 중에 이 유형이 많다. 근육이 과도하게 많이 붙어 딴딴해지면 혈관이 압박되어 종아리가 펌프기능을 원활히 수행하기 어렵다. 그 결과 노폐물이 정체되어 다리가 굵어지기 쉽다.

심장의 과부하

종아리의 기능이 저하되면 발끝에 도달한 혈액을 심장으로 되돌리기 어려워진다. 따라서 이를 보충하고자 심장은 필요 이상의 부담을 떠안게 된다.

이 유형의 개선 방법은 한 가지!
26쪽 ③

무릎 아래가 O형

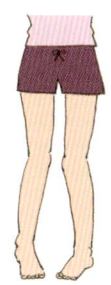

발목에서 발가락 끝이 안쪽을 향해 있으면 발등에 힘이 들어가서 정강이가 땅긴다. 때문에 종아리와 정강이의 바깥쪽에 근육과 지방이 붙기 쉬우며, 잘 뭉치고 딴딴해진다.

혈액순환 악화, 냉증

무릎 아래가 활처럼 휘어져 혈액을 밀어올리기 어렵다. 자연히 혈액순환에 문제가 생기고 몸이 냉해진다.

이 유형의 개선 방법은 세 가지!
26쪽 ③, ④, ⑤

	고관절에서 무릎까지가 O형	고관절 아래쪽 전체가 O형
다리 모양	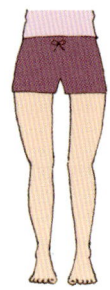	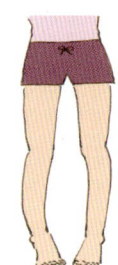
특징	넓적다리와 고관절이 바깥쪽으로 벌어져 넓적다리와 엉덩이 근육이 잘 뭉친다.	넓적다리와 고관절이 바깥쪽으로 벌어져 정강이 바깥쪽에 근육이나 지방이 붙기 쉽다. 또 정강이, 넓적다리, 엉덩이의 바깥쪽 근육이 쉽게 딴딴해진다.
신체 증상	**소화기능 저하** 고관절이 벌어지면서 골반이 위를 압박한다. 위의 소화기능이 떨어지고, 설사 등 장 트러블도 발생하기 쉽다.	**목과 어깨 결림, 두통** 하반신이 균형을 이루지 못함에 따라 상반신도 불안정해져 목이나 어깨가 쉽게 뭉친다.

다리 모양만 봐도 혈액순환이 어떻게 이루어지고 있는지 알 수 있어요

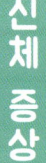

이 유형의 개선 방법은 두 가지!
27쪽 ⑥, ⑦

이 유형의 개선 방법은 네 가지!
26쪽 ④, ⑤
27쪽 ⑥, ⑦

게다리

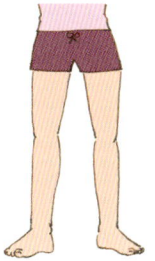

무릎, 넓적다리, 고관절이 바깥쪽으로 벌어져 무릎 뼈가 정면이 아닌 바깥쪽을 향해 있다. 넓적다리와 엉덩이 근육이 긴장되고 배에는 힘이 잘 들어가지 않는다.

요통

몸의 중심(체간)에 근육이 적기 때문에 요통이 유발되기 쉽다. 또 복근이 늘어져 배가 불룩 나오게 된다.

이 유형의 개선 방법은 네 가지!
27쪽 ⑥, ⑦, ⑧, ⑩

X형

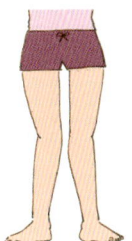

무릎이 가깝게 붙기 때문에 무릎 아래쪽이 벌어져 팔자가 되고, 하반신의 비뚤어진 골격을 상반신이 보완하기 위해 무리하게 균형을 맞춘다. 그러다 보니 자연스레 힘이 들어가 상반신 근육이 뭉치기 쉽다.

냉증, 부종, 생리통

골반이 틀어져 있기 때문에 혈액순환이 원활하지 못하고 냉증, 부종, 생리통이 유발되기 쉽다. 어깨 결림, 목 결림 증상도 나타난다.

이 유형의 개선 방법은 두 가지!
27쪽 ⑨, ⑩

XO형

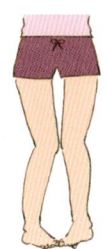

넓적다리가 안쪽으로 휘어져 들어가 넓적다리와 엉덩이, 종아리, 정강이 바깥쪽의 근육이 쉽게 뭉치고 뻐근해진다.

무릎 통증이 생기기 쉽다

아무런 대처 없이 방치하면 무릎의 움직임이 제한되어 통증을 유발한다.

이 유형의 개선 방법은 네 가지!
26쪽 ④
27쪽 ⑨, ⑩, ⑫

건강하고 매끈한 다리를 만드는 12가지 방법

22~25쪽을 통해 자신의 다리가 어느 유형에 속하는지 확인했다면, 자신에게 알맞은 개선 방법을 찾아 실천해 봅시다. 앞의 진단표 하단에 제시된 개선 방법(2개 이상 제시한 것도 있음)에 따라, 본인이 할 수 있는 것부터 무리하지 않는 범위 내에서 실시해 보세요.

1

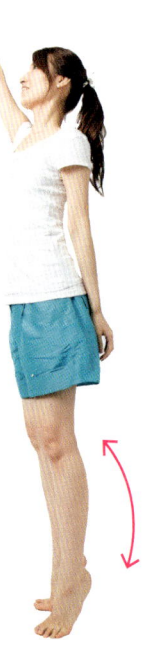

종아리를 움직인다

높은 곳에 있는 물건을 집을 때처럼 발끝으로 서서 종아리를 움직인다.

2

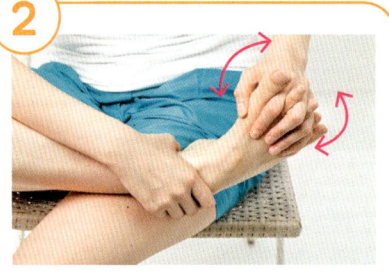

발목을 움직인다

발가락 사이에 손가락을 끼우고 발목을 천천히 돌린다.

→ 자세한 방법은 91쪽 참고

3

종아리 뒤쪽

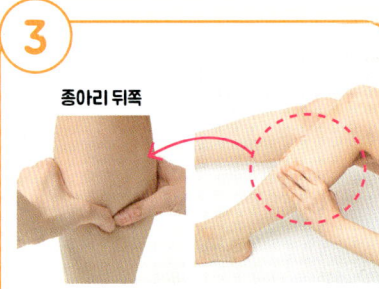

종아리를 문지른다

양손 엄지손가락으로 종아리를 살살 문지른다.

4

뼈와 근육 사이의 골을 눌러서 정강이를 풀어준다

정강이를 풀어준다

발목에서 위쪽을 향해 양손 엄지손가락을 모아 문지른다.

5

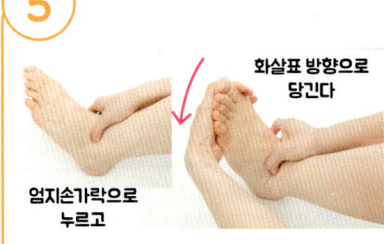

화살표 방향으로 당긴다

엄지손가락으로 누르고

발목 교정 스트레칭

발등에서 복사뼈 옆쪽의 쏙 들어간 부분을 엄지손가락으로 누르면서 반대쪽 손으로 발끝을 잡고 바깥쪽(화살표 방향)으로 당긴다.

6

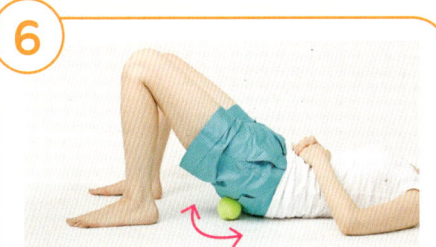

엉덩이를 풀어준다

테니스공을 바닥에 두고 그 위에 엉덩이를 얹어 똑바로 누운 다음, 몸을 움직여 공으로 엉덩이 근육을 풀어준다.

7

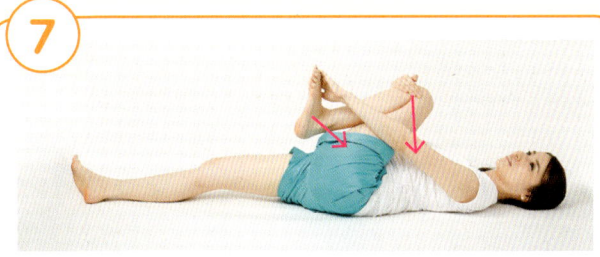

다리 스트레칭

바르게 누워 한쪽 무릎을 구부리고, 구부린 다리의 반대쪽 손으로 접은 무릎을 잡아 배꼽 쪽으로 오도록 잡아당긴다. 다른 한 손으로는 발 안쪽을 잡아 발끝이 바깥쪽을 향하게 민다.

8

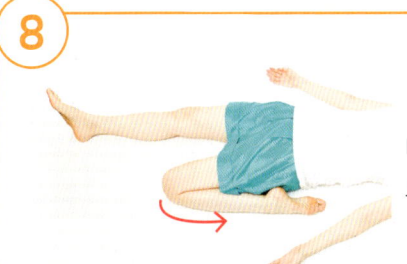

넓적다리 안쪽 스트레칭

바르게 누워 다리를 바깥쪽으로 접는다.

9

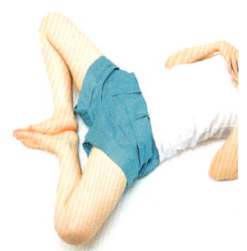

고관절 스트레칭

바르게 누워 양 다리를 벌리고 발바닥끼리 맞댄다.

10

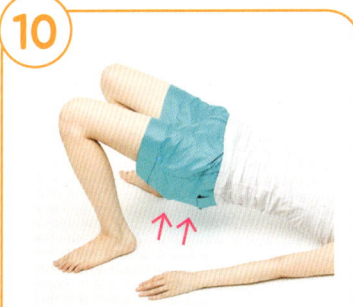

힙업 체조

바르게 누워서 무릎을 접고 엉덩이를 들어 올린 다음, 힘을 빼고 엉덩이를 가볍게 떨어뜨린다.

→ 자세한 방법은 137쪽 참고

11

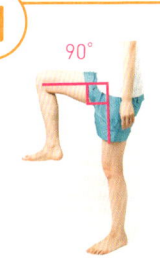

다리 들기 운동

넓적다리가 바닥과 수평이 되도록 다리를 올리고 내리는 동작을 반복한다. 또는 좌우 교대로 다리를 들어 계단을 오르는 듯한 동작을 실시한다.

12

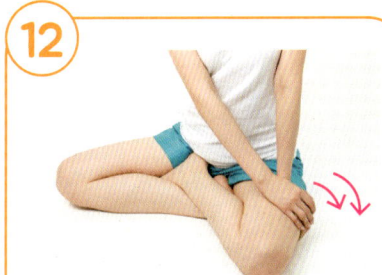

넓적다리를 풀어준다

체중을 실어 넓적다리를 풀어준다.

→ 자세한 방법은 86쪽 참고

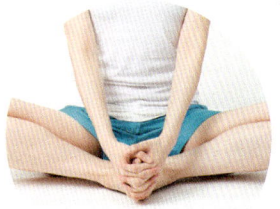
족온법을 통해 얻을 수 있는 50가지 효능

지금까지 3만 명이 넘는 사람들에게 족온법을 시술하고 권유해 왔습니다. 그 결과 발을 따뜻하게 하는 것만으로도 굉장한 효과를 경험한 사람들이 지금도 꾸준히 족온법을 실천하고 있습니다. 많은 사람들의 실례를 통해 확인된 족온법의 50가지 효능을 소개합니다.

신체적 효과	증상 또는 관련 기능	족온으로 얻을 수 있는 효능
1	냉증	우리 몸의 말단부인 발은 쉽게 차가워지는데, 꾸준한 족온으로 혈액을 따뜻하게 만들어 혈액순환을 촉진하면 체온이 상승해 냉증이 개선된다.
2	어깨 결림	혈액순환이 촉진됨에 따라 근육의 뭉침이 줄어들어, 어깨 통증과 뻐근함이 개선된다.
3	요통	요통의 유발 원인 중 하나도 혈액순환 장애. 혈류가 좋아지면 요통이 개선된다.
4	두통	발은 차고 머리는 뜨거우면 두통이 유발될 수 있다. 양발에 균형 있게 온기를 가하면 두한족열의 상태가 되어 두통이 해소된다.
5	메스꺼움	위의 기능이 저하된 것이 원인 중 하나다. 혈액이 따뜻해지면 부교감신경이 활발하게 작용해 자율신경이 균형을 이루게 되므로 메스꺼움이 완화된다.
6	현기증	혈액순환이 촉진되어 자율신경이 균형을 찾으면 증상이 경감된다. 어깨 결림에 의해 현기증이 유발될 수도 있는데 이 또한 혈액순환 촉진에 따라 개선된다.
7	귀 울림(이명)	어깨 결림이나 스트레스가 원인인 귀 울림은, 혈류가 좋아지면 자율신경이 균형을 찾아 긴장이 이완됨으로써 증상이 해소된다.
8	화끈거림	발은 차고 머리는 뜨거워지는 '열 오름' 현상이 원인이다. 머리로 몰린 열이 아래쪽으로 내려가서 몸 전체의 열이 균형을 이루면서 증상이 해소된다.
9	노폐물·독소 정체	혈류의 악화로 정체되었던 노폐물과 독소는 혈액순환이 좋아짐에 따라 간에서 해독되고, 간과 위 기능 또한 향상된다.

10	변비 · 설사	장의 작용을 지배하는 부교감신경이 활발해져서 긴장이 풀리고 쾌변을 할 수 있다.
11	혈액의 끈적임(오염)	냉증이나 스트레스가 원인 중 하나. 혈액순환을 촉진시켜 혈액 내 오염물질이 거두어지면 피가 맑아진다.
12	간의 기능	발이 따뜻해짐에 따라 혈액순환이 촉진되어 간이 열을 만들어내는 작업을 도와주므로 간의 부담이 경감된다.
13	신장의 기능	냉기에 취약한 신장이 따뜻해져 신장기능이 회복되고 부종도 가라앉는다.
14	위의 기능	부교감신경이 활발해짐에 따라 위의 기능이 향상된다.
15	영양소의 소화 · 분해	내장이 따뜻해지니 위, 장, 간의 작용이 활발해지고 영양소의 소화·분해 작용이 원활하게 이루어진다.
16	단백질 합성	간의 부담이 줄어들고 기능이 향상됨에 따라 단백질 합성이 원활하게 이루어진다.
17	무릎 통증	산소와 영양의 부족 및 노폐물의 정체가 원인 중 하나. 하반신의 혈류가 좋아지면 노폐물이 한 곳에 쌓이지 않고 배출되므로 무릎 통증이 경감된다.
18	근육통	근육이 뭉쳐 혈액순환 장애가 생긴 것이 원인 중 하나. 혈액이 잘 순환되면 근육이 풀어져서 근육통도 사라진다.
19	대사 작용	뭉침이 풀리면 혈관이 확장되고 혈액순환이 잘 이루어진다. 간으로 흐르는 혈액도 증가하고 노폐물이 배출되어 대사기능이 향상된다.
20	면역력	종양세포, 바이러스 감염세포 등을 무찌른다고 알려진 NK세포가 증식되어 면역력을 높여준다.
21	감기	감기 바이러스가 몸에 들어오면 몸은 그것을 무찌르고자 열을 낸다. 발을 따뜻하게 하면 열을 발산하는 데 도움을 주므로 증상이 심해지기 전에 회복할 수 있다.
22	기침	기침은 바이러스나 몸에 쌓인 독을 내보내기 위한 몸의 반응. 혈액이 따뜻해지면 독소나 노폐물을 해독·배출할 수 있어서 감기에 동반한 기침 증상이 완화된다.
23	알레르기성 비염	코 점막의 혈류가 좋아져서 화학물질 등의 알레르기 유발물질을 몸 밖으로 배출해 알레르기성 비염 증상이 완화된다.
24	저혈압 · 고혈압	혈액이 잘 순환됨에 따라 혈액의 끈적임이 개선되고 혈관의 막힘도 완화되어, 혈압도 정상으로 돌아온다.

25	부종	혈액순환 장애가 원인. 혈관이 확장되어 혈류가 좋아지면, 쌓여 있던 노폐물과 잉여 수분을 회수해 가므로 잘 붓지 않는다.
26	난임증	따뜻해진 혈액이 복부 내장으로 흘러들어 와 자궁과 난소에 도달하면 자율신경과 호르몬이 균형을 이루어 임신에 적합한 환경을 조성한다.
27	자궁 질환	자궁의 혈액순환이 좋아져서 자궁내막증이나 자궁근종을 비롯한 질환을 예방한다.
28	생리통 · 생리불순	자궁의 혈류가 좋아짐에 따라 생리통이 완화되고 생리불순이 개선된다.
29	방광염	세균 감염에 의한 경우가 많은데, 냉증이나 과로 등으로 면역력이 떨어져 있을 때 잘 걸린다. 혈액이 잘 순환되어 면역력이 높아지면 방광염에 잘 걸리지 않는다.
30	피로	발의 좌우 온도 차를 없앰으로써 에너지 균형을 이루고 피로에 강한 몸이 된다.
31	권태감	혈액순환이 좋아짐에 따라 권태감이 개선되고 활력이 생긴다.
32	몸의 틀어짐	부분적으로 냉증이 생기면 근육이 뭉치고 당겨지면서 골격이 틀어진다. 족온으로 전체적인 몸 온도의 균형을 맞추면 틀어짐이 개선된다.

정신적 효과	증상 또는 관련 기능	족온을 함으로써 얻을 수 있는 효능
33	심신의 휴식	근육이 이완되고 부교감신경이 우위에서 작용함으로써 심신의 릴렉스 효과를 얻을 수 있다.
34	뇌의 활성화와 휴식	족온을 하면서 사색을 하면 혈액순환뿐만 아니라 뇌가 활성화되어 사고력이 향상된다. 반대로 아무 생각 없이 족온을 하면 뇌가 휴식을 취할 수 있다.
35	불면증	혈류가 좋아짐으로써 뇌의 긴장이 풀어지고 스트레스가 완화됨에 따라 숙면을 취할 수 있다.
36	스트레스	혈류가 좋아지면 뇌의 긴장이 풀어져 스트레스가 완화된다.
37	자율신경의 균형	부교감신경이 활성화되고 자율신경이 균형을 되찾기 때문에 안정을 찾을 수 있다(무기력증이나 두통 등 다양한 증상이 경감된다).
38	두근거림	자율신경과 호르몬 분비 균형의 흐트러짐이 원인 중 하나. 족온을 통해 긴장이 이완되고 자율신경이 균형을 이룸으로써 두근거림이 완화된다.

| 39 | 숨이 참 | 자율신경의 이상에서 비롯된 갱년기 장애 증상으로, 족온을 통해 냉증과 혈액순환을 개선하면 증상이 호전된다. |
| 40 | 초조함 | 몸이 차면 초조해지기 쉽다. 족온을 통해 자율신경·호르몬 분비가 균형을 이루면 초조함이 감소한다. |

미용적 효과	증상	효과
41	차갑고 거칠게 튼 손	손발의 혈류가 나쁜 것이 원인. 혈액순환이 좋아지면 말단부에 따뜻한 피가 돌기 때문에 손이 부드러워진다.
42	거무칙칙한 피부	노폐물 배출이 원활해짐에 따라 피부가 맑아지고 윤기가 돈다.
43	여드름	냉증이 원인. 냉증이 해소되면 피부의 신진대사가 활발해져서 여드름이 줄어든다.
44	안면 홍조	머리에 열이 차는 열 오름 증상이 원인 중 하나. 위쪽에 가득 찬 열을 아래쪽으로 내려주면 열 균형이 이루어져 홍조도 옅어진다.
45	노화	지압점을 자극하면 뇌의 시상하부에서 분비되는 성장호르몬의 작용이 활발해져 얼굴과 몸에 탄력이 더해지고 기미와 주름이 개선된다.
46	숱이 적은 머리·탈모	저체온으로 혈류에 이상이 생기면 머리카락이 잘 자라지 않고 탈모가 진행될 수 있다. 족온으로 체온을 올리면 이를 예방할 수 있다.
47	비만	하반신의 혈액순환이 잘되면 에너지가 충분히 발산되어 대사가 활발해지고 살찌는 체질과 거리가 멀어진다.
48	각선미	혈액이 잘 순환되어 독소와 잉여 수분이 배출되면서 부종이 사라져 다리선이 아름다워진다.

기타	증상	효과
49	장수	체온이 오르니 면역력이 높아져 병에 잘 걸리지 않는 체질로 바뀐다.
50	각종 질병 예방	동양의학에서는 혈액순환 부진을 '병에 걸리기 일보 직전'의 상태로 본다. 족온을 하면 병을 초래하는 혈류의 정체가 개선되어 질병을 예방할 수 있다.

발을 따뜻하게 하면
마음까지 따뜻해진다

발은 우리 몸 전체를 지탱해주는 기반입니다.

기반이 안정되어 있어야 내·외부의 다양한 위험으로부터

우리 몸을 효과적으로 보호할 수 있습니다.

발이 따뜻하면 몸 전체가 따뜻해집니다.

자연히 몸속의 장기들도 편안히 일할 수 있는 환경이 만들어짐에 따라

몸이 가벼워지고 활기가 넘칩니다.

육체가 편안하니 신경의 이완도 자연스럽게 이루어져

마음까지 사르르 녹습니다.

"발(足) 건강이 충족(充足)되면
만족(滿足)스러운 인생길을 걸어갈 수 있습니다."

따뜻하고, 가뿐하고, 편안한 하루
발로부터의 변화로 시작해 볼까요?

PART 1

차가운 발, 병을 부른다

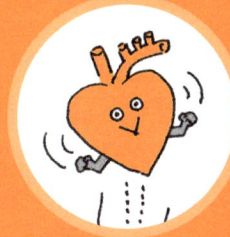

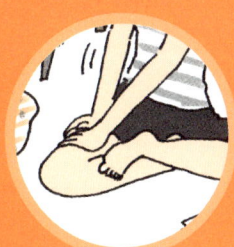

발만 따뜻해도 건강수명이 늘어난다!?

"건강하게 오래 살고 싶다. 생기 넘치는 젊음을 유지하고 싶다."

이 책을 읽고 있는 분이라면 분명 이런 소망을 가지고 있을 겁니다. 그 바람을 이루는 확실한 방법, 분명 있습니다. 바로 병을 미연에 예방하는 것이지요. 그리고 설사 병에 걸리더라도 최대한 조기에 발견함으로써 진행을 막는 것입니다.

물론 "그걸 모르는 사람이 있나요? 그게 말처럼 쉽다면 병으로 고생할 사람이 아무도 없겠죠."라는 반응이 일반적일 것입니다. 그런데 정말 '이것'만 실천하면 병에 잘 걸리지 않는, 즉 면역력 높은 건강한 체질로 바뀔 수 있습니다. 실천 방법 또한 일상 속에서 간단히 할 수 있는 지극히 쉬운 방법입니다.

발을 따뜻하게, 몸을 따뜻하게.
그것으로 충분합니다.

지금까지 3만 명이 넘는 사람들을 대상으로 마사지와 정체요법을 시술해 오면서 확실히 깨닫게 된 사실이 있습니다. 몸에 문제를 안고 있는 사람 대다수는 몸의 어딘가가 냉한 상태라는 점입니다. 마사지를 실시할 때 대상자의 몸을 손으로 문지르면서 체온을 느껴 나가다 보면, 얼굴은 뜨거운 반면 발끝은 차갑거나 상반신과 하반신의 온도 차가 상당한 경우(특히 하반신이 차가운 경우)를 흔하게 볼 수 있습니다. 시술에 앞서 문진을 할 때 "몸에 특별한 문제는 없어요."라고 말했던 사람들도, 시술하는 동안 냉증이 느껴져서 "종아리가 찬데 정말 불편한 곳이 없으세요?"라고 물으면 "사실은……." 하고 그제야 몸의 이런저런 증세를 토로하

곤 합니다. 한편, 꾸준한 마사지와 일상에서의 노력으로 몸의 어디에서도 냉기가 느껴지지 않고 따뜻한 체온을 고루 유지하게 된 사람에게 "요즘은 몸 상태가 어떠세요?" 하고 다시 물으면 몸이 한결 가뿐해지고 컨디션이 좋아졌다는 대답이 돌아옵니다.

냉기가 있다는 것은 병에 걸리기 쉬운 상태라는 뜻이고, 반대로 몸이 따뜻하다는 것은 면역력이 높고 건강한 상태라는 뜻입니다. 실제로 '냉증은 만병의 근원'이라고 일컬어집니다. 건강하게 장수하고 싶다는 바람을 이루려면 이 냉기(냉증)를 몰아내는 것이 매우 중요합니다. 그리고 너무도 당연한 말이지만 냉기를 없애기 위해서는 몸을 따뜻하게 만드는 것이 유일하고도 최선인 해결법이라 하겠습니다.

다만 온풍기 등의 난방기구나 보온성 높은 내복 등에만 의지해서는 체내의 냉기를 근본적으로 해결할 수 없습니다. 몸의 심부를 따뜻하게 만들고, 나아가 그 상태를 항시 유지하는 데에는 발을 따뜻하게 하는 것만큼 효과적인 방법이 없습니다. 나중에 자세히 설명하겠지만 발을 따뜻하게 하면 몸 구석구석이 따뜻해집니다. 평소 발을 따뜻하게 하는 습관을 들여 놓으면 병이 발병할 조짐이 있다가도 상당 부분 조기에 차단할 수 있습니다. 근본적으로 냉증이 생기지 않는 몸을 만들어주기 때문에, 평소라면 컨디션이 약간만 저조해도 감기나 몸살을 앓기 일쑤였던 몸이 강한 회복력을 갖게 되어 어지간해서는 아프지 않게 됩니다.

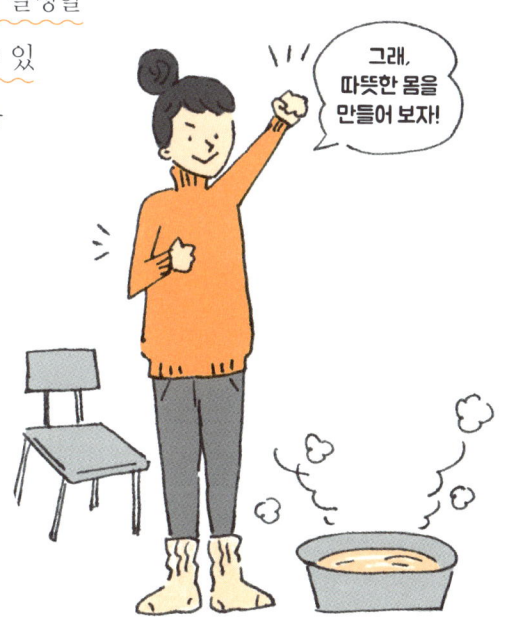

그래, 따뜻한 몸을 만들어 보자!

우리 몸에 냉증을 유발하는 네 가지 원인

발을 따뜻하게 함으로써 면역력 높은 건강한 몸을 만들기 위해서는, 먼저 가장 큰 장해물인 '냉증'을 정확히 아는 것이 중요합니다. 냉증은 여러 가지 요인에 의해 몸의 전체 또는 일부가 따뜻해지지 않고 찬 기운을 띠는 증상을 뜻하는데요, 냉증을 유발하는 원인은 크게 다음 네 가지를 꼽을 수 있습니다.

1 혈액순환 장애

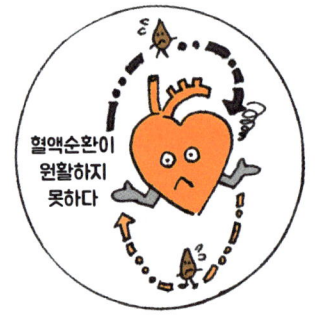

2 근육량 부족

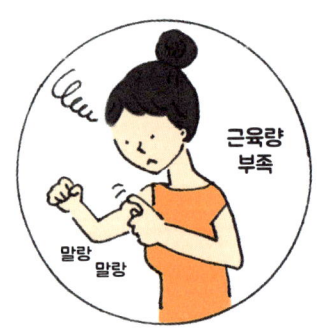

3 자율신경의 불균형

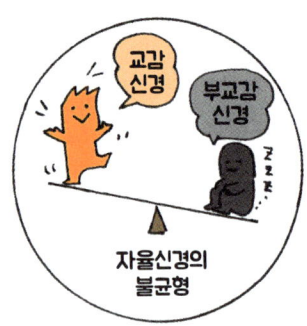

4 호르몬의 불균형

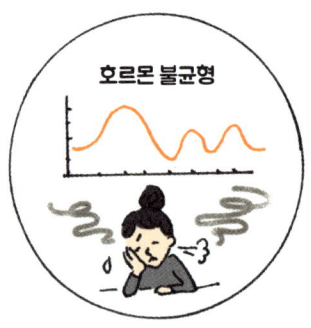

혈액순환 장애

예로부터 동양의학에서는 피의 오염이 갖가지 병을 초래한다고 보았습니다. 과식이나 스트레스, 지방의 과다 섭취 등으로 체내 노폐물과 독소가 증가하고 혈액이 탁해지면 혈액순환이 제대로 이루어지지 못합니다. 그 결과 신진대사를 위한 영양소, 세포를 활성화하는 데 필요한 산소의 운반에도 문제가 생기지요. 또한 정온동물인 사람은 혈액순환을 통해 몸 전체로 고루 열을 전달하므로, 혈액순환이 원활하지 못하면 당연히 몸이 차가워질 수밖에 없습니다. 같은 맥락에서, 피가 부족한 상태(혈허, 血虛)와 피가 정체된 상태(어혈, 瘀血)도 몸을 차게 만드는 원인이 됩니다. 이러한 냉증을 해결하기 위해서는 반드시 따뜻하고 깨끗한 피가 온몸을 고루 순환하도록 만들어야 합니다.

근육량 부족

우리 몸의 근육은 다양한 기능을 수행하는데, 그중 하나가 열을 생산하는 것입니다. 근육이 에너지를 이용하는 과정에서 열이 생산되고 그것이 체온을 유지하거나 높이는 작용을 돕습니다. 그런데 운동 부족이나 육체 활동의 감소로 근육을 잘 쓰지 않으면 근육이 감소하고, 그에 따라 열 생산도 줄어들어 자연히 몸이 냉해집니다. 옷을 여러 겹 껴입고 난방을 가동해도 좀처럼 몸이 따뜻해지지 않으며, 어느 사이엔가 손이나 발, 배 등 몸 구석구석이 찬 상태가 당연하게 여겨질 만큼 차가운 몸이 되어 버립니다(냉한 체질로의 변화). 특히 근육량은 나이가 들수록 점점 줄어들기 때문에 나이가 지긋한 분들 가운데 냉한 체질인 분이 적지 않습니다.

열을 만들어내는 큰 근육은 대부분이 하반신에 있습니다. 그러므로 평소에 걷기, 스트레칭 등의 적당한 운동을 통해 근육을 움직이고 자극함으로써 열을 충분히 발산하는 몸을 만들어야 합니다.

자율신경의 불균형

스트레스와 불규칙한 생활습관이 지속되면 자율신경의 밸런스가 무너집니다. 자율신경이 흐트러지면 체온 조절기능이 정상적으로 작동하지 않아, 상반신에 열이 쌓이고 하반신에 열이 부족해지는 등의 불균형 현상이 발생할 수 있습니다. 이에 따라 다리와 발의 냉증이 심해지고 두근거림, 현기증, 두통 등의 증상이 유발되기도 합니다. 이 같은 이상 증세가 계속되면 전체적인 생활의 밸런스도 무너질 수밖에 없지요. '몸과 마음이 불안정하다'거나 '긴장이 풀어지지 않는다'고 느낄 때 몸은 이미 냉증이 진행되고 있을 가능성이 높습니다. 이때는 먼저 탕욕이나 반신욕으로 몸을 따뜻하게 만들어 심신을 안정시키는 노력이 필요합니다.

호르몬의 불균형

냉한 체질은 남성보다 여성에게 더 많은 편입니다. 이는 근육량의 차이도 있겠지만 여성이 호르몬의 영향을 더 크게 받기 때문인 것으로 알려져 있습니다. 배란이나 생리 때에는 호르몬 밸런스가 깨지기 쉽습니다. 그에 따라 자율신경이 흐트러지고 혈액순환에도 문제가 생겨 냉증을 야기할 수 있습니다.

긴장된 신경을 이완하려면, 간단히 샤워만으로 끝내기보다는 따뜻한 욕조에 충분히 몸을 담가 몸속을 따뜻하게 만드는 것이 도움이 됩니다. 특히 폐경 후 갱년기에 접어든 분들은 호르몬 밸런스가 무너지면서 여러 가지 갱년기 장애 증상으로 인한 어려움을 겪게 됩니다. 상반신에 열이 올라 얼굴이나 등에 다량의 땀을 흘리고, 안면 홍조 증상이 나타나는 것이 대표적인 갱년기 증상입니다. 이때 상반신에는 열이 오르는데 하반신이나 손발이 찬 경우를 흔히 볼 수 있습니다. 이것도 여성 호르몬의 급격한 감소에 따라 자율신경의 균형이 무너져 일어나는 현상입니다. 갱년기를 겪고 있는 분들이라면 평소 긴장된 몸과 마음을 최대한 이완시키는 노력이 필요하다고 하겠습니다.

지금까지 냉증을 유발하는 요인에 대해 살펴보았는데요. 정리하자면 우리 몸을 따뜻하게 유지하는 기능에 문제가 생겨, 체온의 균형과 유지가 힘들어진 상태가 냉증이라 할 수 있겠습니다. 이러한 냉증은 난방이나 두꺼운 옷과 같은 임시방편적인 방법이 아닌, 몸 스스로가 충분한 열을 낼 수 있는 체질로 바뀌어야 근본적인 문제를 해결할 수 있습니다.

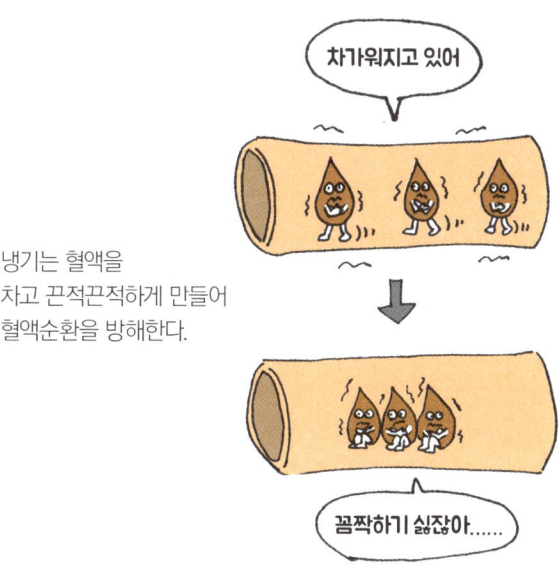

냉기는 혈액을
차고 끈적끈적하게 만들어
혈액순환을 방해한다.

많은 사람들이 발에 냉기를 느낀다

체질적으로 몸이 냉하다는 사람들에게 "몸의 어느 부분이 특히 차가운가요?"라고 물으면 대부분이 '발'을 꼽습니다. 실제로 시술할 때 대상자의 몸을 만져 보면 발 또는 그 언저리가 확연히 차갑습니다. 발의 냉증이 너무 심해서 숙면을 취할 수 없을 만큼 괴롭다고 호소하는 경우도 종종 있을 정도입니다. 어째서 유독 발이 차가운 것일까요?

발은 우리 몸의 말단에 위치한 조직입니다. 그래서 열이 부족하거나 혈액순환에 문제가 생길 경우, 가장 먼저 발 쪽의 혈액이 식을 수밖에 없습니다. 열이 부족하면 우리의 뇌는 우선적으로 내부 장기의 온도를 유지하기 위해 내장 쪽으로 혈액을 집중시킵니다. 자연히 발끝까지 신선한 혈액이 충분히 도달하지 못합니다. 이로 인해 발의 냉증이 지속되면, 역으로 차가워진 혈액이 복부까지 흘러들어와 내장에 냉기가 돌기 시작하고 전신의 컨디션이 저하되는 형태로 증상이 확대됩니다.

발의 냉증은
우리 몸에 연쇄적인 영향을
미쳐 건강을 악화시킨다.

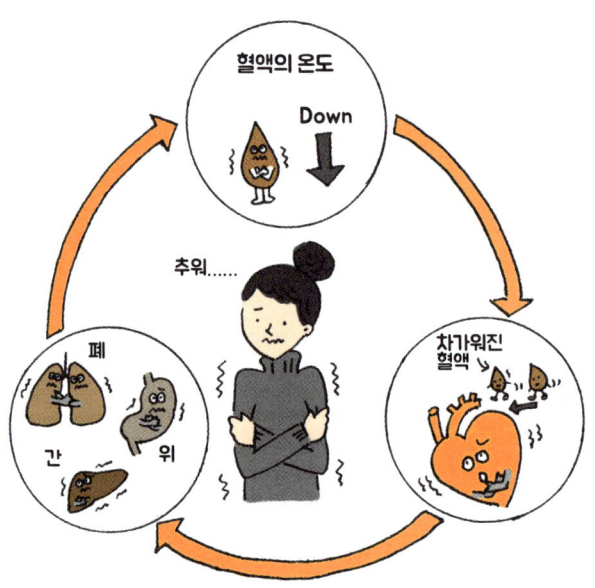

발의 냉증에 대한 상담건수는 최근 노인이나 여성뿐 아니라 젊은 남성과 아이들에게서도 급증하고 있습니다. 그런데 이야기를 가만히 들어 보면, 대다수가 증상을 확연하게 느끼고 있음에도 불구하고 아무런 조치를 취하지 않은 경우가 많았습니다. 이 책을 읽고 있는 분들 중에서도 그런 경우가 적지 않으리라 여겨지는데요. 발이 차다는 것은 몸 건강이 악화되기 직전의 전조 증상이거나, 이미 문제가 진행되고 있음을 알려주는 신호입니다. 증상을 소홀히 여기다 병을 키우지 않으려면 초기에 적절한 관리로 냉증을 없애야 합니다.

간, 심장, 종아리가 살아난다

앞서 이야기했듯이 발을 따뜻하게 하면, 다방면으로 우리 몸에 크고 작은 변화를 가져올 수 있습니다(28쪽 참조). 그 가운데 발을 따뜻하게 만듦으로써 그 기능이 월등히 향상되는 신체 부위가 바로 간, 심장, 종아리입니다.

간의 기능을 개선한다

간은 365일 쉼 없이 공장을 돌리는 장기입니다. 음식물의 섭취를 통해 흡수한 영양분을 각 장기가 필요로 하는 형태로 바꾸어주고, 그 영양소를 언제라도 필요한 만큼 꺼내 쓸 수 있도록 저장합니다(물질대사). 그리고 이러한 대사 과정에서 생산된 열은 우리 몸의 체온을 유지하는 기능을 합니다. 간으로 흘러들어 온 혈액은 살균 작용 등을 통해 면역력이 향상된 혈액으로 바뀌어 내보내집니다. 또한 간은 일시적으로 많은 양의 혈액을 보관할 수 있어, 우리 몸의 상태에 맞게 혈액량을 조절하는 기능도 수행합니다. 이외에도 담즙을 생성하고 독성이 든 물질을 해독하는 등 생명을 유지하는 데 꼭 필요한 여러 가지 역할을 수행하고 있습니다.

그야말로 간은 우리 몸의 건강 유지를 위해 총감독을 맡은 장기라 할 수 있는데, 몸에 냉증이 생기면 혈액의 정화와 열 생산에 깊이 관여하는 간에 무리가 갈 수밖에 없습니다. 대사기능의 저하는 물론 면역력에도 이상이 생겨 심각한 문제가 발생할 수 있습니다. 이를 예방하기 위해서는 발을 따뜻하게 해줌으로써 전신에 따뜻한 혈액을 순환시키고, 열을 생산하는 간의 부담을 덜어주어야 합니다. 당연히 간 자체도 따뜻해지기 때문에 간의 다른 기능 또한 활성화됩니다.

심장의 부담을 덜어준다

혈류가 정체되면 노폐물이 몸 밖으로 제대로 배출되지 못합니다. 그리고 조직이나 혈관 내에 이러한 노폐물이 축적되면 혈액순환은 더욱 악화됩니다. 이때 특히 부담을 받는 것이 심장입니다. 모세혈관을 비롯한 우리 몸의 크고 작은 혈관을 일렬로 더하면 그 길이가 약 10만 킬로미터(지구 두 바퀴 반에 상당하는 길이)에 상당한다고 하는데요. 그 엄청난 길이의 혈관으로 혈액을 보내는 일을 관장하는 기관이 바로 심장입니다. 따라서 혈류가 정체되면 혈액을 몸 구석구석으로 내보내야 하는 심장이 부담을 고스란히 떠안을 수밖에 없습니다. 게다가 심장 자체도 냉해져 기능이 저하되므로 더욱 무리를 하게 됩니다.

이때 냉증이 가장 심한 부위인 발을 따뜻하게 해주면, 혈관이 확장되어 혈류가 개선됩니다. 정체해 있던 혈액의 흐름이 조금씩 나아지면서 노폐물이 움직이기 시작하고, 심장에 가해지는 부담도 확연히 줄어듭니다. 혈액순환이 개선되면서 몸이 따뜻해지고 심장의 냉기도 완화되어 기능이 점차 정상화되며, 혈액순환은 더욱더 좋아지게 되지요. 결과적으로 몸 전체의 기능이 안정됩니다.

참고로 심장은 우리 몸속에서 온도가 가장 높은 장기입니다. 그래서 열에 약한 암세포가 증식하지 못하는 것으로 알려져 있습니다. 실제로 체온이 올라가면 상대적으로 암세포가 힘을 잃어 활성화되기 어렵습니다. 암세포가 발붙이지 못하는 건강한 몸 상태를 만들기 위해서라도 혈액이 원활히 흐르는 상태를 유지해 체온을 떨어뜨리지 않는 것이 중요하겠습니다.

종아리의 펌프 기능을 향상시킨다

'제2의 심장'이라고 일컬어지는 종아리는 그 별칭답게 혈액 순환에 중요한 역할을 담당합니다. 심장의 펌프 작용으로 전신에 보내진 혈액은 다시 심장으로 돌아가야 하는데, 여기서 종아리가 상당한 역할을 수행합니다. 밀킹 액션(Milking Action, 소젖을 짜듯이 근육이 수축함으로써 혈액을 밀어 올리는 작용)이라고도 말하는 근육의 펌프 작용으로 다리에 있는 혈액을 위로 올려보내기 때문입니다. 발은 중력에 의해 혈액과 림프액, 노폐물 등 다양한 물질이 쌓이는 곳입니다. 이러한 물질들 역시 종아리 근육의 펌프 작용을 통해 원활히 순환하게 됩니다.

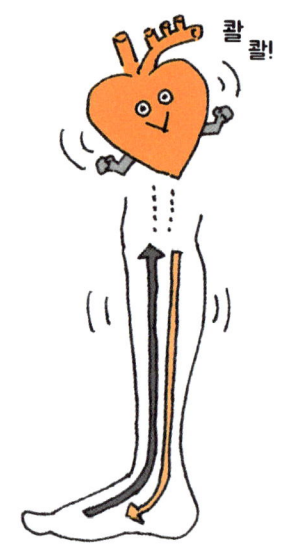

그런데 이러한 종아리에 냉증이 생기면 근육 펌프의 움직임이 둔해져서 혈류가 정체될 뿐 아니라 노폐물이 쌓여 부종, 통증이 생기고 나아가 신경통, 요통, 두통 등의 질환을 초래하게 됩니다. 따라서 시간이 날 때마다 혈액순환이 잘되도록 양손 엄지손가락으로 종아리를 가볍게 문질러주는 것이 좋습니다. 이러한 작은 노력이 종아리의 일도 덜어주고 건강의 최대 적인 '발의 냉증' 해소에 많은 도움이 됩니다.

심장은 혼자서도 쉼 없이 계속해서 움직이지만, 제2의 심장이라 불리는 종아리는 의식적으로 움직여주는 것이 필요하다. 근육의 팽창과 수축을 반복함으로써 혈관에 압력을 가해 혈액을 상반신으로 밀어 올리므로, 발을 움직이지 않으면 펌프가 제대로 작동하지 못한다.

간, 심장, 종아리가 활력을 잃지 않아야 몸의 전반적인 컨디션이 좋아집니다. 그러면 각 장기와 조직이 제 역할을 충실히 수행해 건강한 상태를 유지할 수 있습니다.

병에 강한 몸을 만들고 싶다면
발을 따뜻하게 하는 습관을 들이자

지금까지의 내용으로도 알 수 있듯이, 발을 따뜻하게 해 냉한 체질을 개선하면 면역력 높은 건강한 몸을 만들 수 있습니다. 단, 한두 번 발을 따뜻하게 한 것으로 근본적인 체질 개선이 이루어질 것을 기대해서는 안 됩니다.

냉한 체질은 생활습관의 누적과 네 가지 원인(혈액순환 장애, 근육량 부족, 자율신경의 불균형, 호르몬의 불균형)에서 비롯됩니다. 그러므로 냉한 체질을 따뜻한 체질로 바꾸려면 매일의 생활습관과 마음가짐을 바로잡고 꾸준한 트레이닝을 병행해야 합니다. 냉해진 상태를 일시적으로 개선하는 것이 아니라 상시적으로 따뜻한 몸 상태를 유지하는 것이 중요하며, 이를 위해서는 '족온'을 습관화하는 것이 필수입니다.

다음 파트부터는 족온법의 구체적인 실천 방안을 소개합니다. 하나같이 쉽고 간단하게 실천할 수 있으며, 몸뿐 아니라 마음까지 안정시키는 방법인 만큼 차근차근 활용하기 바랍니다. 입욕이나 양치처럼 습관을 들이면 더 빠르게 효과를 볼 수 있습니다. 가벼운 마음으로 시작해 보세요!

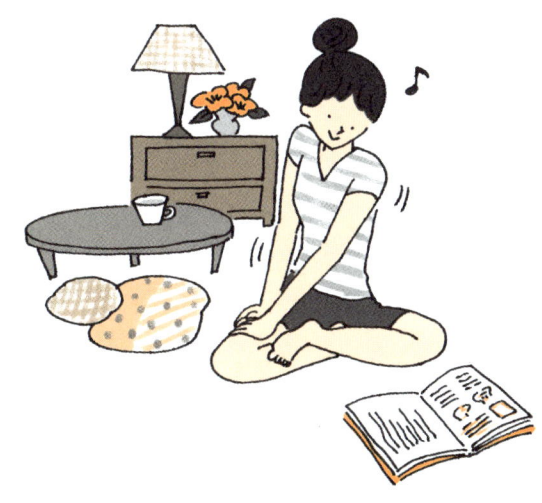

동양의학에서 말하는 '냉증'이란

동양의학에서는 건강한 몸을 이루는 구성요소로 '기·혈·수'를 꼽습니다. 그래서 몸에 이상이 생기면 이 세 가지 요소 중 어느 하나에 문제가 생겨 몸의 밸런스가 무너진 것으로 진단합니다.

1. 기(氣) : 생명활동을 유지하기 위해 필요한 에너지
2. 혈(血) : 장기나 조직에 영양을 공급하는 혈액과 그 속에 포함된 영양소
3. 수(水) : 혈액 이외의 수분, 액체

냉증은 이 세 가지 요소의 균형이 깨졌을 때 발생하는 증상입니다. 바꿔 말하면 기·혈·수의 균형을 잘 유지하면, 몸 어딘가 이상이 생겨도 우리는 스스로 치유하는 힘을 최대한 발휘해 바로잡을 수 있습니다. 즉 건강을 유지할 수 있다는 뜻이지요. 이것이 바로 동양의학의 근간인 '자연치유력'의 작동 원리라고 할 수 있습니다.

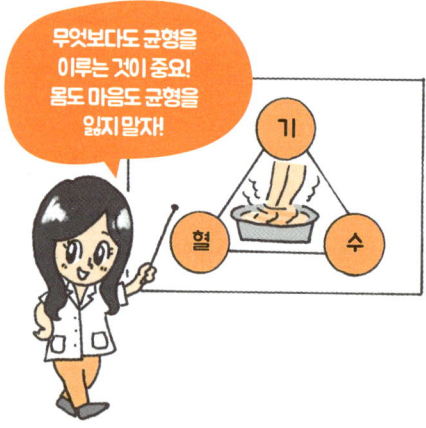

PART 2

9가지 족온법으로
냉증 탈출!
체온 상승!

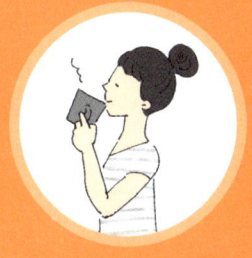

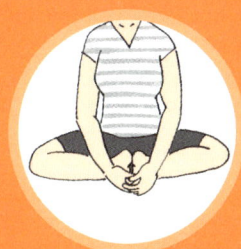

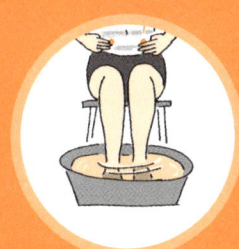

몸속부터 따끈따끈!
혈액을 따뜻하게 하는 족온법

발을 따뜻하게 하면 데워진 혈액이 몸 전체를 돌기 때문에 몸속 깊은 곳부터 따끈따끈해집니다. 족욕을 해 본 적이 있다면 그 열기를 체감해 보았을 것입니다. 발만 담갔을 뿐인데도 온몸에 땀이 흠뻑 났다는 사람도 있습니다.

이것이 족온의 힘입니다. 이번 파트에서는 발을 따뜻하게 하는 족온법의 구체적인 실천 방법을 소개합니다. 족온법은 다양한 방법이 있는데, 이 책에서는 혈액을 따뜻하게 만드는 데 중점을 둔 아홉 가지 방법을 추천합니다. 책의 앞부분에서 제시한 진단표를 통해 확인한 방법을 따라 해도 좋고, 그것과 상관없이 본인이 쉽게 실천할 수 있을 만한 방법을 따라 해노 좋습니다. 어느 것이든 상관없으니, 차근차근 시도해서 효과를 꼭 경험해 보세요.

1
족욕
50쪽

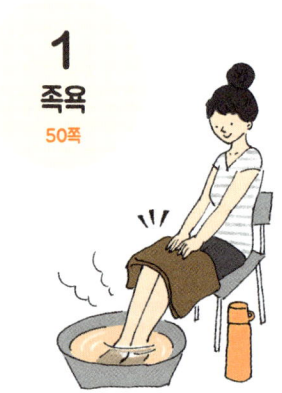

2
각욕
56쪽

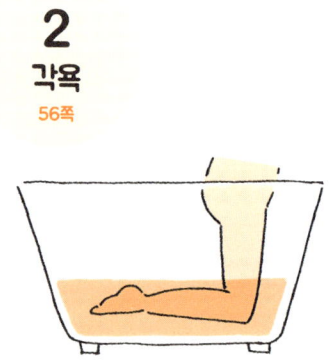

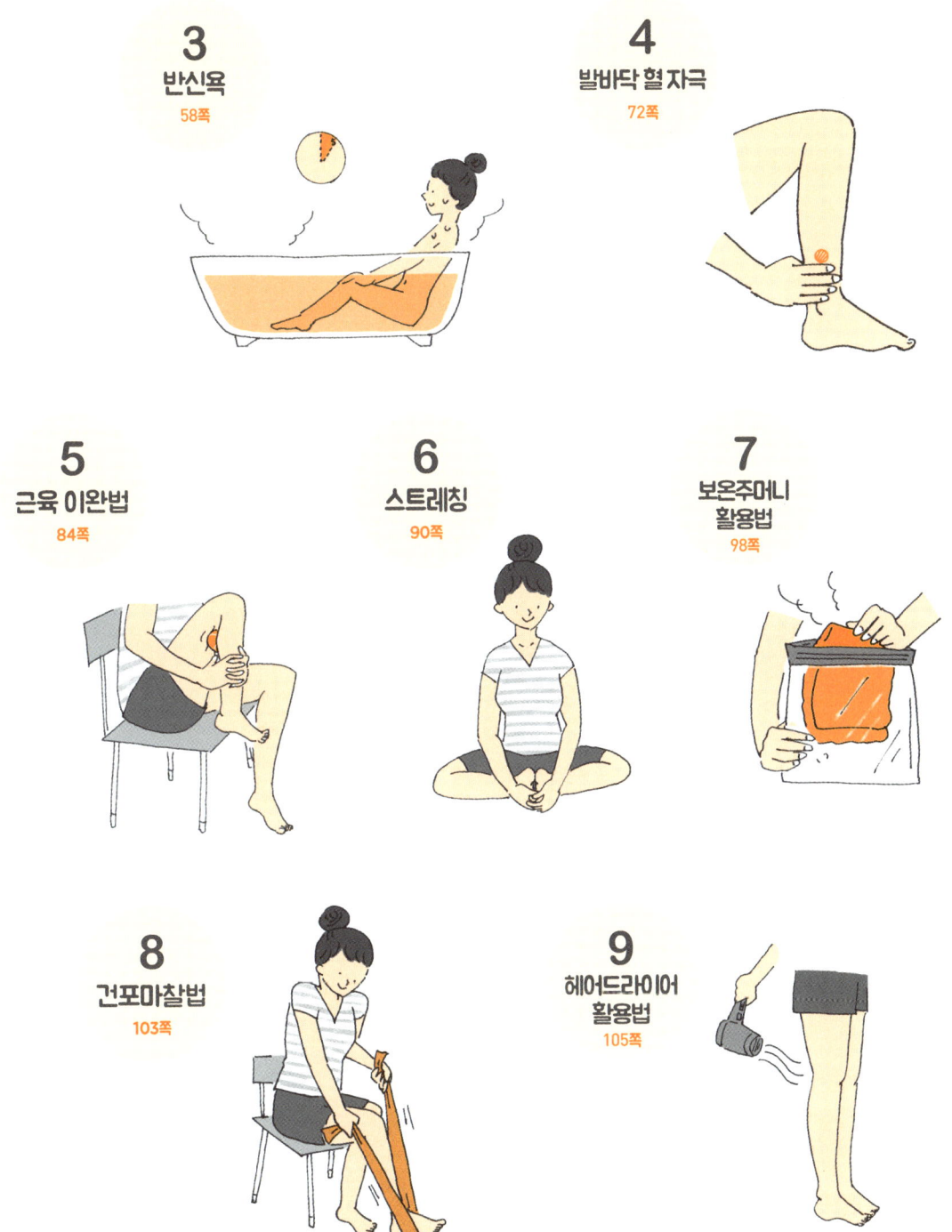

3
반신욕
58쪽

4
발바닥 혈 자극
72쪽

5
근육 이완법
84쪽

6
스트레칭
90쪽

7
보온주머니
활용법
98쪽

8
건포마찰법
103쪽

9
헤어드라이어
활용법
105쪽

1 간단하지만 즉효성이 있는
족욕

족욕통에 뜨거운 물을 붓고, 발만 담그는 방법입니다.

이미 기원전부터 활용되어 왔다고 알려져 있으며

간편함과 즉효성 덕에 지금도 인기가 높습니다.

다양한 전용 족욕기가 시판되고 있기도 하고

차를 마시며 족욕을 할 수 있는 전용 카페까지 생겼을 정도입니다.

집에서 간단하게 족욕을 하기 위해서는 다음 여덟 가지를 준비합니다.

> 전용 족욕통 또는 대야, 뜨거운 물 보충용 포트나 물통, 수건,
> 무릎담요, 생수나 백비탕(팔팔 끓인 맹물), 양말, 온도계, 시계

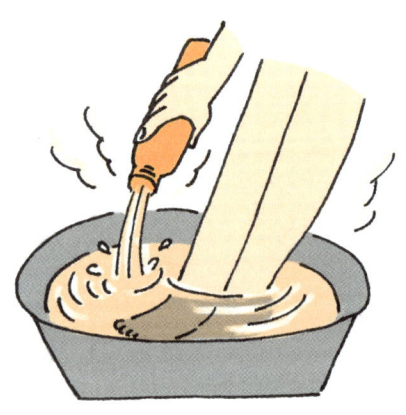

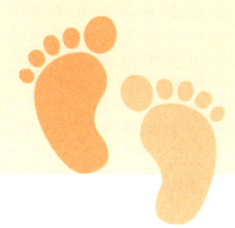

방법은 간단합니다.

족욕통에 40℃ 정도의 더운물을 붓고 약 20분간 발을 담급니다.

피부가 수온에 익숙해질 즈음(대개 3분 후) 더운물을 추가해 온도를 2~3℃ 올립니다.

시간이 경과하는 동안 뜨거운 물을 적당히 추가하며 온도를 일정하게 유지합니다.

무릎이 차면 체온이 떨어지므로

족욕 중에는 무릎담요로 무릎을 보온하는 것이 좋습니다.

족욕을 마쳤다면 발에 묻은 물기를 수건으로 깨끗하게 닦아내고

애써 따뜻하게 만든 발이 식지 않도록

곧바로 양말을 신어주세요.

족욕하는 방법

1

족욕통에 40℃ 정도의 더운물을 붓고 발을 담근 뒤 무릎담요를 덮는다. 3분 후 물을 조금 더 부어 42~43℃로 만든다. 그 후에도 더운물을 조금씩 보충해 물의 온도를 유지한다.

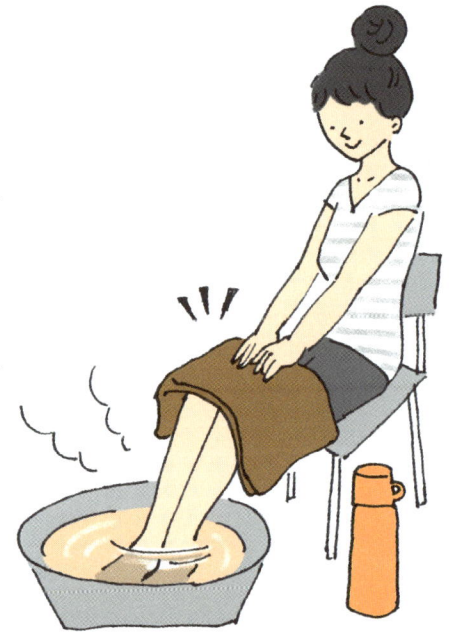

효과를 더 높이려면 꼭 해보자

체온계를 2개 준비해 양쪽 겨드랑이에 끼운다. 이때 좌우의 온도가 다르면 몸의 균형이 한쪽으로 치우친 상태라는 뜻이다. 그 경우 온도가 낮은 쪽의 발을 더 오래 덥힌다. 좌우 온도 차를 없앰으로써 골반의 틀어짐을 조정할 수 있다.

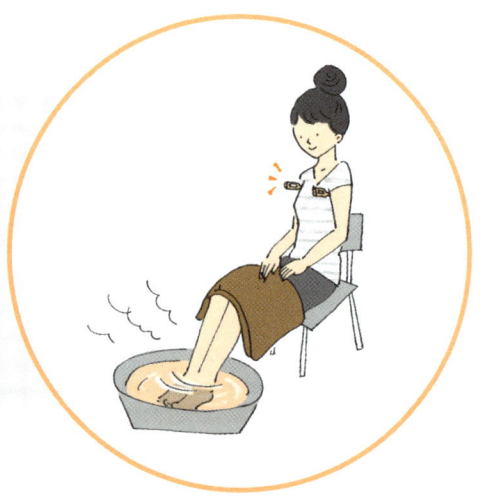

2

10분 정도 지나면 일단 족욕통에서 발을 꺼내고 좌우 발바닥의 색을 확인한다.

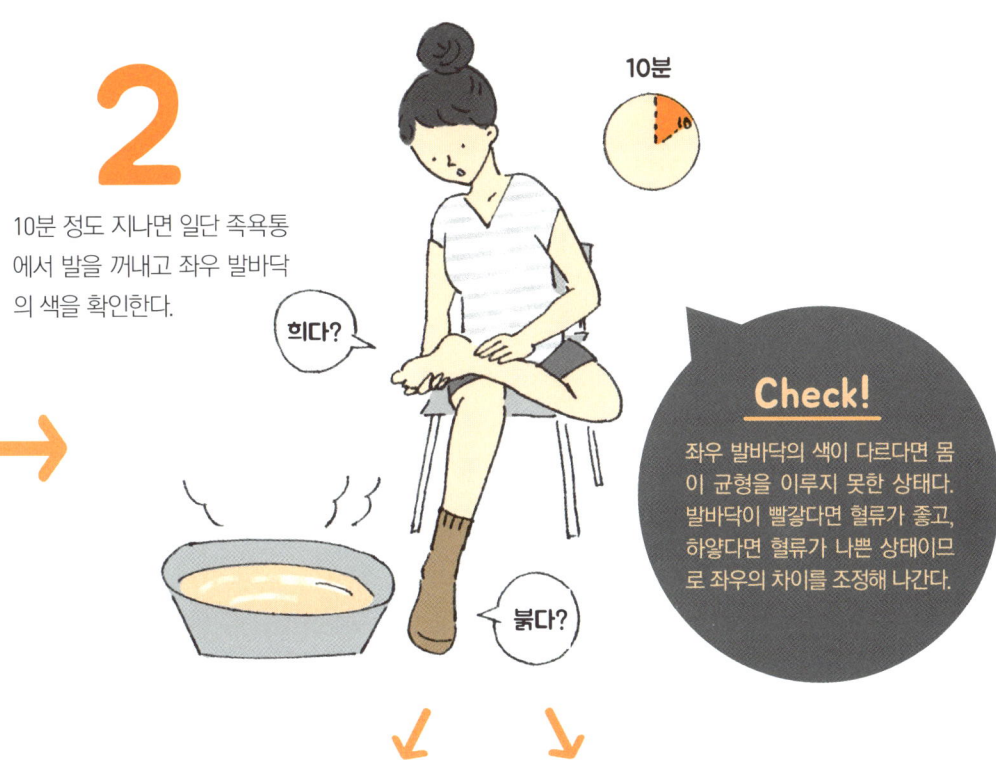

10분

희다?

붉다?

Check!

좌우 발바닥의 색이 다르다면 몸이 균형을 이루지 못한 상태다. 발바닥이 빨갛다면 혈류가 좋고, 하얗다면 혈류가 나쁜 상태이므로 좌우의 차이를 조정해 나간다.

● 좌우 발바닥 색이 같을 때

그대로 10분 더 족욕을 한 뒤 마친다. 수건으로 발을 닦고 양말을 신는다.

● 좌우 발바닥 색이 다를 때

붉은색 발바닥
→ **수건으로 닦고 양말을 신는다.**

흰색 발바닥
→ **족욕통에 발을 다시 담근다.**

2~3분 후 다시 양 발바닥의 색깔 차를 체크한다. 이 과정을 되풀이해 같은 색깔이 되었다면 다시 양쪽 발을 족욕통에 담그고 10분 후 족욕을 마친다. 수건으로 물기를 깨끗이 닦고 양말을 신는다.

몸의 이상 증세를
확실하게 해결하고 싶을 때

조금 힘들더라도 이상 증세를 확실하게 해소하고 싶다면

지금부터 소개하는 족욕법을 꾸준히 실천해 보세요.

아침저녁으로 하루 2회(가능하다면 아침, 점심, 저녁 3회),

42℃ 정도의 더운물로 몸이 후끈해질 때까지 족욕을 합니다.

그리고 족욕을 하는 도중에는 복식호흡을 해야 합니다.

일주일 지속한 뒤 그다음 주부터는 족욕 후 0~5℃ 전후의 냉수를 끼얹거나

차가운 수건으로 발을 닦아 주어 혈액의 온기가 밖으로 빠져나가지 못하게 합니다.

이 방법은 난임증이나 갱년기 장애 증상으로 고생하는 분들에게

특히 효과가 있습니다.

족욕의 온열 효과로 혈관이 확장될 뿐만 아니라,

뇌하수체에서 분비되는 성선자극호르몬의 작용으로

임신ㆍ생리와 연관된 여성호르몬의 분비를

촉진시키기 때문입니다.

실제로 이 족욕법을 권유받아 실천한 분들로부터

임신, 갱년기 장애 증상의 경감, 몸의 컨디션 회복 등

반가운 소식이 종종 전해지곤 합니다.

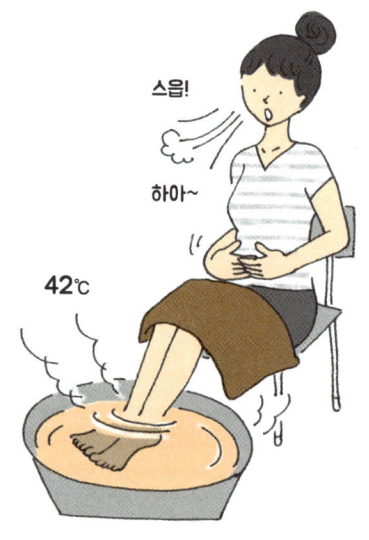

스읍!

하아~

42℃

증상에 따른 족욕법

	피로가 쌓였을 때	만성 요통에 시달릴 때	배변 장애(변비)가 있을 때
적정 온도	42℃	42℃	42℃
족욕 시간	40분	15~20분	배의 냉기가 가시고 몸 전체가 따뜻해질 때까지
족욕 횟수	1일 2회 아침·저녁 (가능하다면 점심도 실시)	1일 2회 아침·저녁	1일 2회 아침·저녁
방법 및 특징	더운물을 적당히 추가하면서 40분간 족욕을 지속하면, 발바닥에서 노폐물을 포함한 미끈미끈한 땀이 배출된다. 해독 효과도 있다.	족욕을 하면 혈액순환이 촉진되어 허리의 묵직함이 풀린다. 동시에 무릎 뒤쪽의 림프절도 풀어져서 노폐물의 배출이 수월해지므로 회복 효과가 한층 높아진다.	배꼽에서 엄지손가락 3개 넓이만큼 옆으로 가서 다시 3개만큼 아래의 지점이 '대거(大巨)'라는 혈자리이다. 배꼽에서 대각선 아래로 좌우 양쪽에 위치한다. 이 혈자리에 양손 검지에서 약지까지 세 손가락을 대고, 숨을 입으로 내쉬면서 몸을 조금씩 앞으로 기울여 혈을 누른다. 다시 코로 숨을 들이쉬면서 몸을 원상태로 되돌린다. 5회 반복한다. 족욕과 함께 실시하면 증상 개선에 좋은 효과를 얻을 수 있다.

대거

2 소화기계 질환에 효과적인
각욕

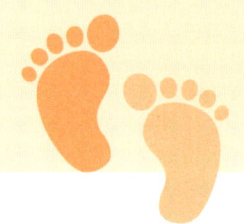

각욕은 발부터 무릎까지 더운물에 담가 다리를 따뜻하게 만들어주는 방법입니다.

위장 등 소화기 계통의 문제 개선에 효과적이며

설사나 변비 등의 증상도 완화해줍니다.

무릎이 보이지 않을 정도로 깊이감 있는 용기를 준비하는 것이 가장 좋지만,

여의치 않다면 욕조에 무릎으로 서서 각욕을 할 수 있습니다.

단, 무릎관절이 좋지 않은 사람은 무릎에 부담이 갈 수 있으므로 이 방법은 삼가고,

적절한 용기를 준비해 앉아서 실시하세요.

더운물이 무릎까지 닿으니 족욕보다 몸이 더 빨리 덥혀집니다.

빠를 때는 5분 만에 효과가 나타나기도 합니다.

41℃ 정도의 물에서 5~10분간 각욕을 하는데,

냉증이 심하다면 20분 정도 들어가 있는 것이 좋습니다.

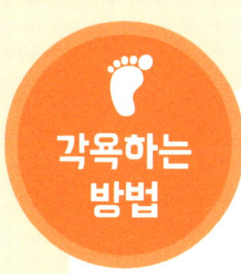

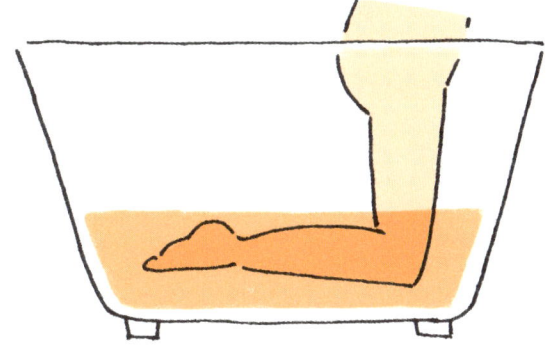

1

욕조에 41℃ 정도의 더운물을 얕게
채운다(무릎서기 자세에서 무릎이
완전히 잠길 정도의 높이).

2

욕조에 들어가 무릎으로 서서
5~10분간 다리를 담근다.

아이에게도 효과적인 각욕

아이가 감기에 걸렸을 때 각욕을 해주면
완화 효과를 볼 수 있다. 깊이가 있는 양동
이를 준비해 무릎까지 따뜻하게 해주자.

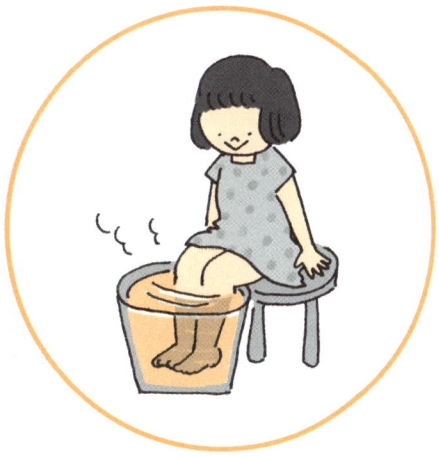

3 혈액순환이 개선되고 신진대사가 활발해지는
반신욕

반신욕은 욕조에 명치 아래까지, 즉 몸의 반을 담그는 입욕법입니다.

어깨까지 진신을 담그는 것보다 서서히 몸을 덥힐 수 있으므로

열 오름 증상 없이 여유 있게 입욕시간을 가질 수 있습니다.

땀이 배출되면서 모공에 찬 노폐물을 밀어내고 신진대사를 촉진함으로써

피부가 매끄러워집니다. 반신욕에 앞서 먼저 다음을 준비합니다.

수건, 생수 또는 백비탕, 온도계, 시계

상반신이 젖어 있으면 몸이 쉽게 차가워지므로

상반신이 젖지 않도록 주의해 하반신만 샤워한 후 욕조에 들어갑니다.

욕조의 물은 배꼽에서 주먹 하나 정도 위의 높이까지 잠길 정도가 적당합니다.

38~40℃의 더운물을 채우고 땀이 막 나기 시작할 즈음까지 반신욕을 합니다.

고혈압이 있다면 장시간의 입욕을 피하고, 음주 후의 입욕은 절대 금물입니다.

지병이 있거나 임신 중인 사람은 의료진과 상담 후 실시하는 것이 좋아요.

오랜 시간을 하는 것보다 꾸준히 하는 것이 더 중요

땀이 송골송골 스며 나오는 시간은 수온이나, 욕실 온도(계절), 체질 등에 따라
차이가 있습니다. 처음에는 20분을 목표로 시작하되,
20분이 채 되기 전에 땀이 흐른다면 욕조에서 나오는 것이 좋습니다.
땀을 너무 많이 흘리면 피부 건조증을 유발할 수 있기 때문이지요.
오랜 기간 냉증에 시달린 사람이라면 20분이 경과해도 땀방울이 맺히지 않을 수 있습니다.
하지만 그렇다고 땀이 날 때까지 참는 것이 능사는 아니에요. 땀이 흐르지 않더라도 20분이
지나면 일단 욕조 밖으로 나와 몸 컨디션을 살피고, 차츰 시간을 늘려갈 것을 권합니다.
반신욕을 몇 차례 하다 보면 혈액순환이 조금씩 개선되어 땀이 잘 나는 체질로
바뀌어 갑니다. 전과 다르게 땀이 잘 배출된다면 몸이 반신욕에 익숙해져서
효과가 나타나기 시작했다는 증거입니다. 어느 쪽이든 건강을 위해
꾸준히 실천할 수 있도록 처음부터 너무 무리하지 않는 것이 좋겠습니다.

수분 보충을 기억하자!

사람은 땀을 흘려 몸 밖으로 열을 방출함으로써 체온을 일정하게 유지합니다.
우리가 입욕을 할 때에는 약 800㎖의 땀이 배출되는데,
이처럼 땀을 과도하게 배출하는 입욕을 할 때에는 수분을 적절히 보충하여
몸에 무리가 가지 않도록 실시하는 것이 무엇보다 중요합니다.

수분을 보충하지 않고 장시간 입욕을 하면 체내 수분이 부족해지고 노폐물이 정체됩니다.

그러므로 혈액순환을 원활하게 하여 혈액을 맑게 하고 신진대사를 높이기 위해서는

입욕 전·중·후에 수분 보충을 꼭 해주어야 합니다.

이때 마시는 물은 상온의 생수나 백비탕이 좋습니다.

체형에 따라 약간의 차이는 있으나,

사람이 한 번에 몸에 흡수할 수 있는 수분량은

보통 크기의 컵 한 잔 정도이므로

단숨에 많은 양을 들이키기보다 시간 간격을 두고

조금씩 나누어 섭취하는 것이 좋습니다.

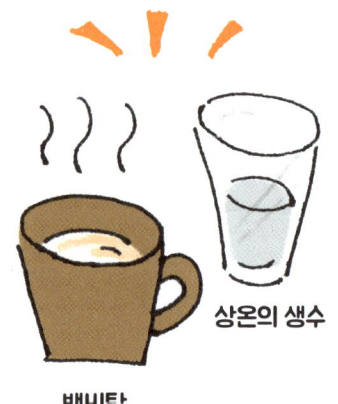

상온의 생수

백비탕

하루 물 섭취는 어느 정도가 적절할까?

수분이 부족하면 위, 장, 신장, 뇌 등 모든 장기의 활동에 지장이 생기므로 적절한 수분 섭취는 건강을 유지하는 데 꼭 필요하다. 하루에 섭취해야 하는 적정한 물의 양은, 대략 키와 몸무게를 더하고 100으로 나눈 값과 같다(리터 환산). 단, 한꺼번에 너무 많은 물을 섭취하면 저나트륨혈증이 발생해 두통, 구역질, 현기증, 근육 경련 등을 일으킬 수 있으므로 여러 차례 시간 간격을 두고 적당량을 마시는 것이 좋다. 평소 커피나 차, 맥주 등 이뇨 작용이 강한 음료를 즐겨 마시는 경우에는 수분 손실이 크므로, 이를 보충할 수 있도록 더 많은 양의 물을 섭취해야 한다.

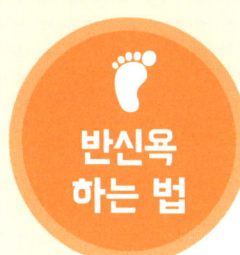

1

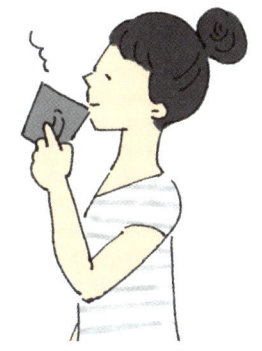

생수나 백비탕을 한 컵 마신다.

2

하반신에 38℃ 정도의 물을 끼얹는다.

감기에 걸릴 수 있으니 상반신에는 물을 끼얹지 말 것.

3

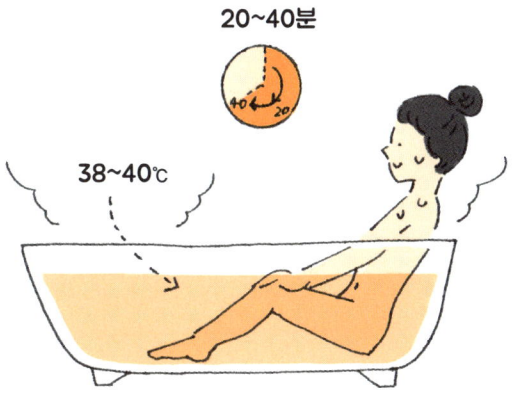

20~40분

38~40℃

38~40℃ 정도의 미온수가 담긴 욕조에 들어가 땀이 촉촉하게 맺힐 때까지(20~40분) 반신욕을 한다.

입욕 중에는 몸속의 수분이 땀으로 다량 배출되어 수분과 미네랄이 부족해지므로 중간중간 생수나 백비탕을 섭취한다.

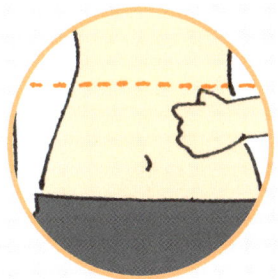

물의 양은 이만큼!

배꼽 위로 주먹 하나 정도의 높이까지 물이 잠기면 알맞다. 명치 위까지 잠기면 심장과 폐에 부담을 준다는 점을 기억하자. 더운물을 너무 많이 채웠다면 목욕용 의자를 준비해 욕조에 넣고 앉아서 반신욕을 한다.

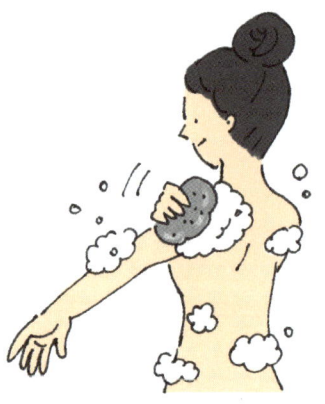

4

욕조에서 나와 몸과
얼굴을 씻는다.

Check!

열 오름 증상이나 현기증이 있는
사람은 입욕 중에 찬 수건을 머
리에 얹어 머리 부분을 차게 해주
고, 마지막에 손발을 냉수로 20초
정도(건강한 사람은 10초) 헹군다.

5

다시 욕조에 5분 정도
몸을 담갔다가 나온다.

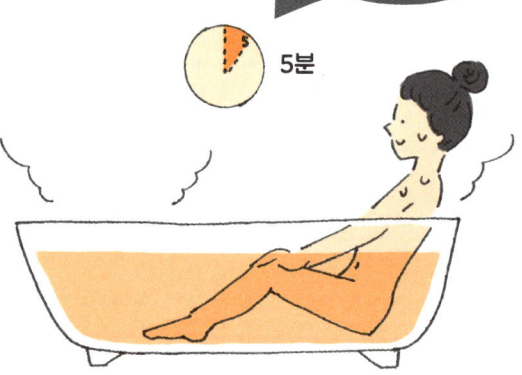

5분

6

욕조에서 나와 하반신에 20~25℃의 냉수를
샤워기로 10초 정도 끼얹는다(찬 수건으로 닦
아도 같은 효과를 볼 수 있다). 수건으로 몸을
닦은 뒤 생수나 백비탕을 마신다.

목, 어깨, 허리, 무릎이 아플 때
도움 되는 반신욕법

반신욕은 따뜻한 물에 몸을 담그는 그 자체로도 충분한 효능이 있습니다만 목, 어깨, 허리, 무릎에 통증이나 뻐근함을 느끼는 분들이 좀 더 효과를 얻을 수 있는 응용법을 소개합니다. 한마디로 말하자면, 반신욕을 하면서 불편한 부위 위주로 마사지와 스트레칭을 병행하는 것입니다. 반신욕으로 혈액순환이 한결 좋아진 상태이므로 평상시보다 통증이나 결림 등의 증상을 빠르게 경감시킬 수 있습니다. 게다가 물속에서는 부력이 작용해 무릎이나 허리를 움직이기 수월하다는 이점도 있습니다.

목·어깨 결림이 심한 사람

어깨에 마른 수건을 두르고 38~40℃ 정도의 더운물에서 반신욕을 합니다.

10~15분 정도 지나면, 샤워기로 욕조물보다 조금 더 뜨거운 물을

목과 어깨에 끼얹습니다.

땀이 나면 다시 욕조에서 나와 샤워를 하면서 목을 좌우로 천천히 돌립니다.

좌우 회전을 3회 실시하는데, 어깨는 가만히 둔 채 목만 움직여서 돌리세요.

반신욕으로 몸이 따뜻해졌을 때 바로 실시하면

목의 가동영역(움직이는 범위)이 넓어지고 통증이 경감됩니다.

마지막으로 견갑골의 움직임을 의식하면서 어깨를 뒤로 10회 돌립니다.

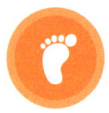 # 목과 어깨에 효과적인 반신욕

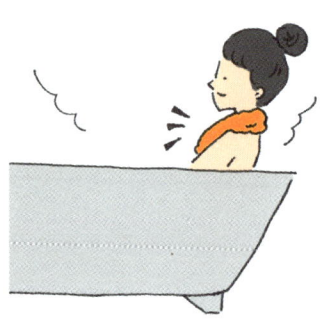

1 어깨에 마른 수건을 두르고 반신욕을 한다.

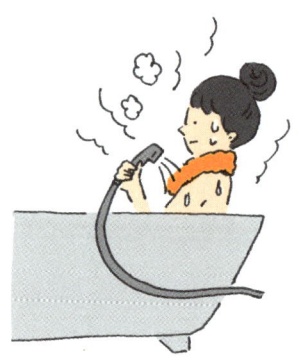

2 10~15분 후 샤워기를 이용해 목과 어깨에 욕조의 물보다 좀 더 뜨거운 물을 뿌린다.

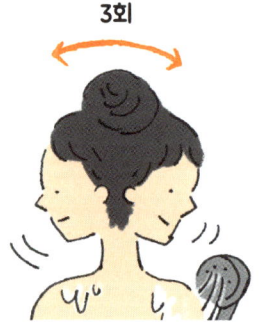

3 땀이 나면 욕조에서 나와 목과 어깨에 샤워기로 물을 끼얹고 목을 좌우로 3회 돌린다.

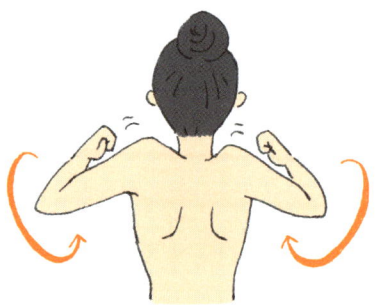

4 어깨를 뒤로 10회 돌린다.

무릎에 통증이 있는 사람

무릎에 통증이 있을 때는 무리하지 않는 범위에서 무릎을 천천히
굽혔다 펴면서 반신욕을 합니다.
무릎 부근의 혈액순환이 개선되어 통증이 경감됩니다.
욕조에 38℃ 정도의 더운물을 채우고, 가능하면 아침저녁으로
하루 두 차례 실시하면 효과가 좋습니다.

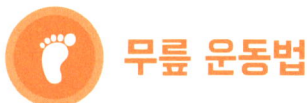 무릎 운동법

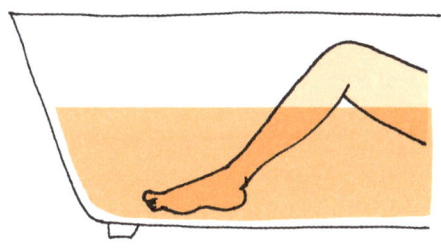

1 무릎에 부담이 가지 않는 선에서 무릎을 굽힌다.

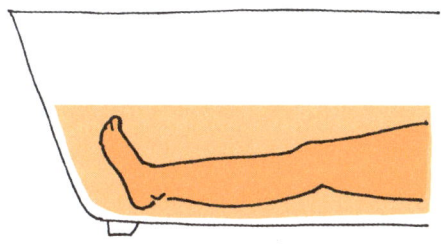

2 무릎을 천천히 편다.

3 ①과 ②를 무리하지 않는 선에서 반복한다.

O형 다리나 X형 다리, 무릎이 틀어진 사람

O형 다리나 X형 다리인 사람은 똑바로 섰을 때 무릎이 정면을 향하지 않은 경우가 많은데, O형 다리는 바깥쪽을, X형 다리는 안쪽을 향해 틀어져 있습니다.

따뜻한 욕조에서 무릎을 세우고 앉아 양손 엄지와 검지로 무릎이 정면을 향하도록 마사지를 해주면, 틀어짐을 바로잡는 데 도움이 됩니다.

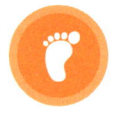 ## 무릎 마사지

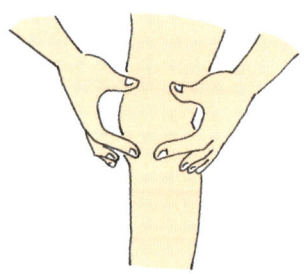

1 양손의 엄지와 검지를 무릎 주위에 댄다.

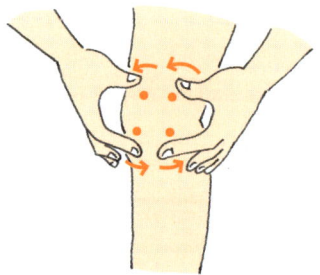

2 ①의 네 손가락을 동시에 1cm씩 같은 방향으로 움직인다.

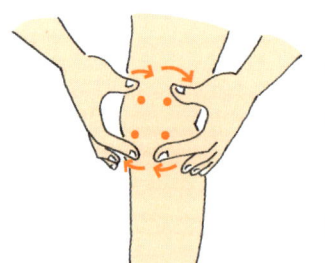

3 이번에는 네 손가락을 동시에 1cm씩 ②와 반대 방향으로 움직인다.

4 반대쪽 다리도 같은 방법으로 마사지한다.

요통이 있는 사람

38℃ 정도의 더운물에서 땀이 살짝 나올 때까지(20~40분)
반신욕을 하면서 허리를 좌우로 천천히 비틉니다.
반신욕을 마치고 나와, 몸이 식기 전에 아래의 스트레칭을 하면
효과를 한층 높일 수 있습니다.

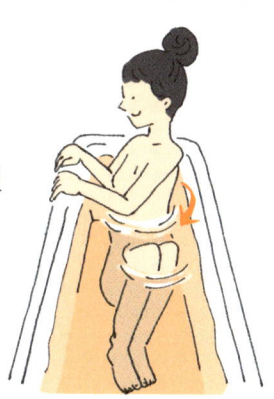

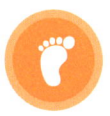 ## 요통에 효과적인 스트레칭 1

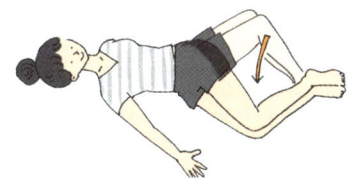

1 바르게 누워서 무릎을 세우고 양 다리를 붙여 오른
쪽으로 넘긴다.

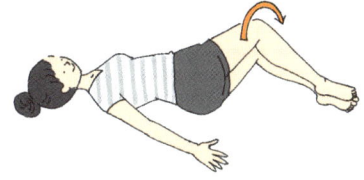

2 제자리로 돌아와 이번에는 왼쪽으로 넘긴다. 좌우로
넘기는 것을 한 세트로, 하루 10세트 실시한다.

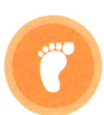 ## 요통에 효과적인 스트레칭 2

1 벽에 허리를 붙이고 앉아 다리를 똑바로 편다. 발가락
이 위를 향하게 하고 20~30초간 자세를 유지한다. 하
루 2회 실시한다.

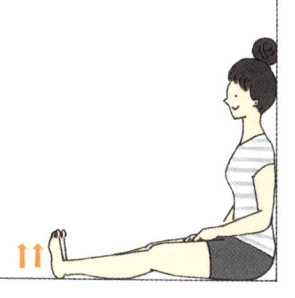

오랜 시간 욕조에 머물 여유가 없는 사람을 위한 족온법

가사, 업무, 육아와 같은 바쁜 일상 때문에 여유롭게 탕욕을 하면서 시간을 보내기가 쉽지 않은 사람, 또 욕조를 구비하고 있지 않거나 장시간의 탕욕은 힘든 사람을 위한 요령을 소개합니다.

고온 반신욕으로 시간을 단축한다

혈압을 적절히 올려주는 고온 반신욕은 저혈압인 사람,

또는 빠른 피로 회복이 필요한 사람에게 권합니다.

하반신에 물을 끼얹은 뒤 42~43℃의 더운물을 채운 욕조에서

3~6분간 반신욕을 합니다. 그 후 20℃ 정도의 냉수로 샤워를 한 뒤

다시 욕조에 들어가 3분간 반신욕을 합니다.

샤워기를 이용해 몸을 따뜻하게 한다

욕조에 들어가지 않고 샤워의 수압을 활용하는 방법입니다.

수압은 혈을 자극할 수 있도록 어느 정도 높은 것이 좋습니다.

몸을 씻은 뒤 샤워기를 이용해 38℃ 정도의 미온수를

등, 허리, 엉덩이 순으로 각각 2분씩 뿌려줍니다.

그 후 42℃ 전후의 뜨거운 물을 넓적다리, 무릎, 종아리, 발목 순으로

각각 3분씩 뿌립니다. 온수 샤워로 따뜻해진 혈액은 1분 정도 전신을 순환합니다.

만일 샤워를 했는데도 몸에서 온기가 느껴지지 않는다면,

다음에는 샤워하기 전에 미리 욕실의 온도를 올려놓고 실시해 보세요.

마찬가지로 겨울철에도 욕실을 미리 따뜻하게 해 두는 것이 좋습니다.

거창한 방법을 기대했다면 약간은 실망했을 수도 있겠지만, 위의 방법들은 몸속부터 온기를
품도록 만드는 데 충분한 효과를 발휘하는 방법입니다. 단, 욕조에서 나온 후에 한기가 들지
않도록 조심해야 합니다.

욕탕에 첨가하면
200% 효과를 올려주는 입욕제

장시간 욕조에 들어가 있으면 피부의 유분이 씻겨 나가기 때문에 피부가 금세 건조해집니다. 이때 입욕제를 넣으면 피부가 코팅되어 건조해지는 것을 막을 수 있습니다. 시판되는 입욕제도 좋고, 아로마 오일 등을 넣어도 좋습니다.

그중에서도 가장 추천하는 것은 비파잎입니다. 비파잎 5장을 잎맥을 따라 깨끗이 씻은 다음 그대로 욕조에 넣기만 하면 됩니다. 비파잎은 만병을 치료하는 생약으로 알려져 있으며 비파잎 요법이 따로 있을 정도로 그 약효가 뛰어납니다. 더운물에 녹아 나온 잎의 성분이 피부로 침투해 관절통이나 신경통, 요통, 땀띠나 습진, 화분증, 그 밖의 내장 질환 등 다양한 증상에 탁월한 효험을 보입니다.

더운물은 버리지 말고 그대로 보관해 두어도 좋습니다. 이틀, 사흘이 지나면 비파잎의 약효 성분이 물에 충분히 녹아 나와 효능이 더욱 높아집니다(잎은 점차 검붉은 색으로 변함).

욕조에 넣었을 때 효과가 배증되는 입욕제는 우리 주변에서 쉽게 찾아볼 수 있습니다. 대표적인 재료를 오른쪽에 정리했으니 참고하세요.

입욕제로 활용할 수 있는 대표적인 아이템

비파잎

잎을 씻어 그대로 따뜻한 물에 넣는다. 족욕을 할 때는 2~3장, 반신욕을 할 때는 5장 정도가 적당하다. 관절통, 신경통, 요통, 땀띠, 습진, 화분증, 내장 질환 등 다양한 증상에 효과가 있다. 2~3일간 물을 버리지 말고 그대로 데워서 사용할 것을 추천한다. 약효 성분이 녹아 나와 차츰 검붉은 색을 띤다.

라벤더 오일

심신의 안정이 필요할 때 추천. 족욕을 할 때는 2~3방울, 반신욕을 할 때는 3~5방울 정도를 넣는다. 면역력을 높이고 자율신경의 균형을 조절해준다. 신경통 같은 통증도 완화되어 마음이 편안해진다.

자몽 또는 자몽 오일

머리를 맑게 하고 싶거나 기분 전환을 하고 싶을 때 추천. 오일은 족욕을 할 때 2~3방울, 반신욕을 할 때 3~5방울 정도가 적당하다. 과일은 깨끗이 씻어서 과육은 먹고 껍질을 욕조에 넣는다.

쑥

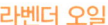

쑥을 씻어서 그늘에 말린 뒤 티백 주머니에 가득 채운다. 그것을 3포 정도 욕조에 넣는다. 쑥의 약효 성분이 피부로 침투해 냉증이나 갱년기 장애 증상, 부인과 질환의 완화에 도움을 준다.

베이킹소다(탄산수소나트륨)

베이킹소다와 구연산을 3:1의 비율로 미리 섞어 놓고 입욕하기 직전에 탕에 넣는다. 너무 많은 양을 넣으면 피부가 민감한 사람은 따갑게 느낄 수 있으므로 한 스푼 정도의 양부터 시작해 본다. 탄산가스의 기포가 피부에 붙어 혈액순환을 촉진하고 보온 효과를 높여 평소 반신욕을 할 때보다 몇 배나 더 많은 땀이 나온다. 땀을 잘 흘리지 않는 체질이거나 반신욕을 단시간에 마치고 싶은 사람에게 특히 추천.

소금

소금은 꼭 입욕제용이 아니라도 괜찮다. 식용 소금을 이용해도 상관없으며 가능하면 천일염을 추천한다. 소금을 넣으면 몸의 심부까지 빠르게 따뜻해지며 발한 작용이 촉진된다. 냉증, 어깨 결림, 요통의 완화 효과가 있으며, 피로가 많이 쌓인 경우 욕조에 한 줌 넣어주면 땀과 함께 노폐물이 잘 배출된다.

청주(사케)

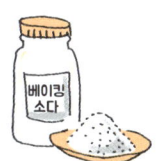

족욕을 할 때는 200㎖, 반신욕을 할 때는 500㎖ 정도를 넣는다. 몸이 빨리 데워지고, 모공과 표피가 열려 노폐물이 잘 배출된다. 냉증이 있고 감기에 잘 걸리는 체질에게 적극 추천한다. 미백 작용도 있어서 기미나 주근깨 완화에도 효과적이다.

4 누르기만 해도 건강해지는
발바닥 혈 자극

발바닥 지압의 역사는 약 5천 년 전으로 거슬러 올라갑니다.

동양에서는 몸의 다양한 문제를 개선하기 위한 치료의 일환으로

강한 힘으로 자극하는 발 지압법이 발달했으며,

서양에서는 비교적 부드럽게 누르는 발 지압법(서양인은 통증에 약하므로)이 발달했습니다.

강도에 차이가 있을지라도 발바닥을 눌러 자극하는 것만으로도

혈액순환이 좋아지고 자연치유력이 높아져 건강한 몸이 된다는 지압의 효능은

널리 입증되어 현재 세계 곳곳에서 활용되고 있습니다.

발바닥 지압은 어디에서나 손쉽게 할 수 있으며

효과가 즉각적으로 나타난다는 것이 장점입니다.

몸에 이상이 느껴질 때 발바닥의 혈자리를 중심으로 지압하면

혈에 상응하는 기관들의 혈류가 좋아져 증상의 악화를 막을 수 있습니다.

만약 발바닥에 단단한 응어리가 만져진다면 즉시 발바닥 혈을 자극해

풀어주어야 합니다. 단단한 응어리의 정체는 몸에 쌓인 노폐물 덩어리입니다.

그대로 방치하면 건강상의 문제를 불러올 수 있습니다.

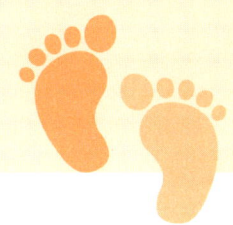

발바닥 지압을 할 때는 로션이나 오일을 준비합니다.

혈을 누를 때는 양손의 엄지손가락을 포개어 누르면 힘이 잘 들어갑니다.

호흡을 정돈하는 것도 중요합니다. 천천히 입으로 숨을 내쉬면서 조금씩 강하게 누르고,

다시 숨을 들이쉬면서 조금씩 힘을 빼서 원위치로 돌아옵니다.

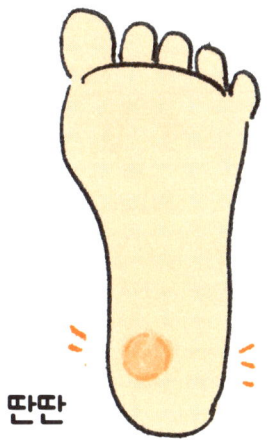

딴딴

발바닥에 뭉친 큰 응어리는 혈관이나 림프관을 통해 빠져나올 수 없다. 이때에는 지압으로 잘 풀어주어 혈관이나 림프관으로 배출될 수 있는 상태가 되도록 만들어야 한다.

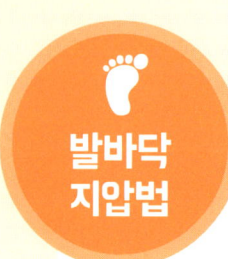

발바닥
지압법

1

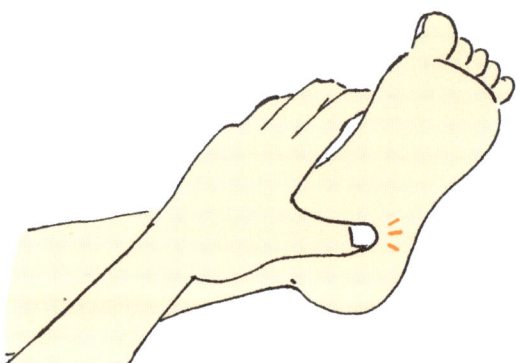

발바닥을 문지르며 단단한
응어리가 없는지 찾는다.

Check!

지압을 할 때는 입으로
숨을 내쉬면서 누르자.
숨을 내쉴 때는 근육이
이완되어 자극이 더 잘
전달된다.

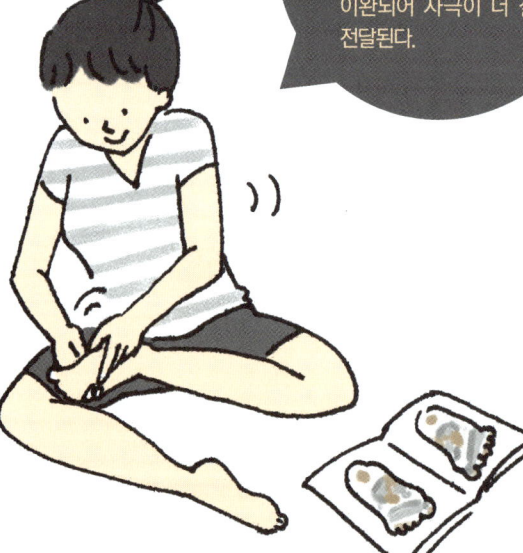

2

응어리진 부분을 찾았다면 그곳
을 엄지손가락으로 누른다. 찾기
가 어려운 경우에는 반사구 안내
도(16쪽)를 참고로 평소 신경 쓰
이는 부위에 상응하는 혈을 누
른다.

발바닥을 효과적으로
지압하는 법

발바닥에 로션이나 오일을 바르면 손가락의 움직임이 부드러워져서

세게 누르지 않더라도 응어리진 부분을 쉽게 찾을 수 있고, 풀어주기도 더 수월합니다.

노폐물이 단단하게 뭉쳐 생긴 응어리는 혈관이나 림프절에 걸려 잘 빠져나가지 못합니다.

그러므로 일단 자극을 가해 뭉친 응어리를 풀어줌으로써

배출될 수 있는 크기만큼 작아지도록 만들어주어야 합니다.

큰 응어리는 더 딴딴해서 여간해서는 잘 풀어지지 않습니다.

이때는 주먹을 쥔 상태에서 검지의 두 번째 관절로 눌러서 풀어주는 것도 요령입니다.

처음 누르기 시작할 때는 아프지만 반복해서 하다 보면

조금씩 풀리는 느낌이 드는 동시에 통증도 차츰 완화됩니다.

발을 지압하면 발이 한층 따끈따끈해집니다.

자극을 받아 작아진 노폐물 덩어리가 혈액을 타고 흘러가기 시작했기 때문입니다.

이 흐름이 지속되면 결국 노폐물이 배출되어 몸 상태도 좋아집니다.

만약 통증이 심해 마사지를 하는 것이 힘들다면

단숨에 풀어내려고 무리할 필요는 없습니다.

며칠에 나누어 해도 좋으니 조금씩 풀어주세요.

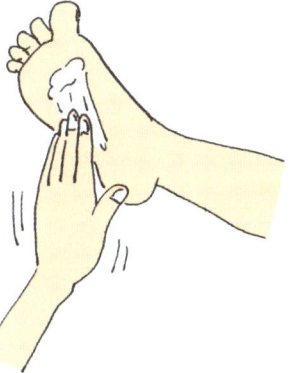

로션이나 오일을 바르면
응어리진 부분을 쉽게
찾을 수 있다.

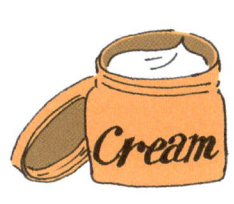

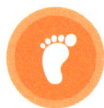 # 단단해진 응어리를 풀어주는 방법

1 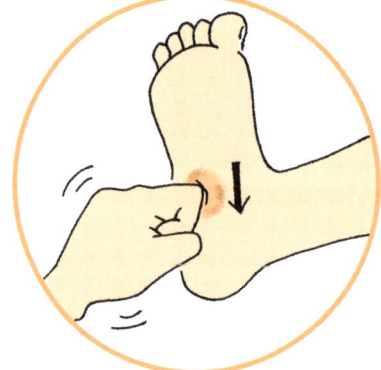 로션(또는 오일)을 발바닥 전체에 바른다. 응어리진 부분 위에 검지의 두 번째 관절을 대고 아래를 향해 힘을 준다. 위에서 아래로 여러 차례 움직이며 풀어준다.

2 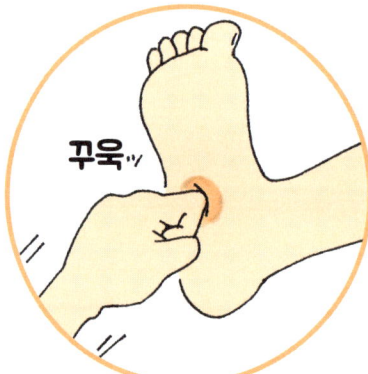 응어리의 중앙에 검지의 관절을 대고 꾹 누른다.

3 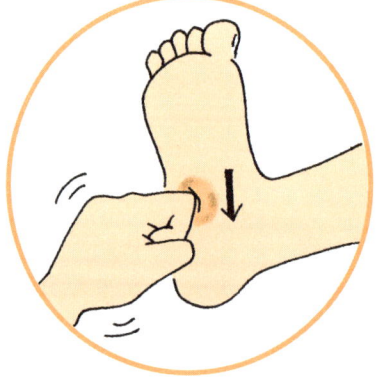 다시 ①과 같이 위에서 아래 방향으로 검지를 움직여 자극한다.

족온에 효과적인 여섯 가지 혈

지금부터 족온에 효과적인 여섯 가지 혈을 소개합니다.
증상별 개선 효과를 지니는 혈자리로 나누어 설명해 놓았으므로
신경 쓰이는 부위가 있다면 해당하는 혈을 찾아 눌러 보세요.
횟수, 시간 등은 어디까지나 기본적인 기준을 제시한 것이니
자신의 몸 상태에 맞게 조정하기 바랍니다.

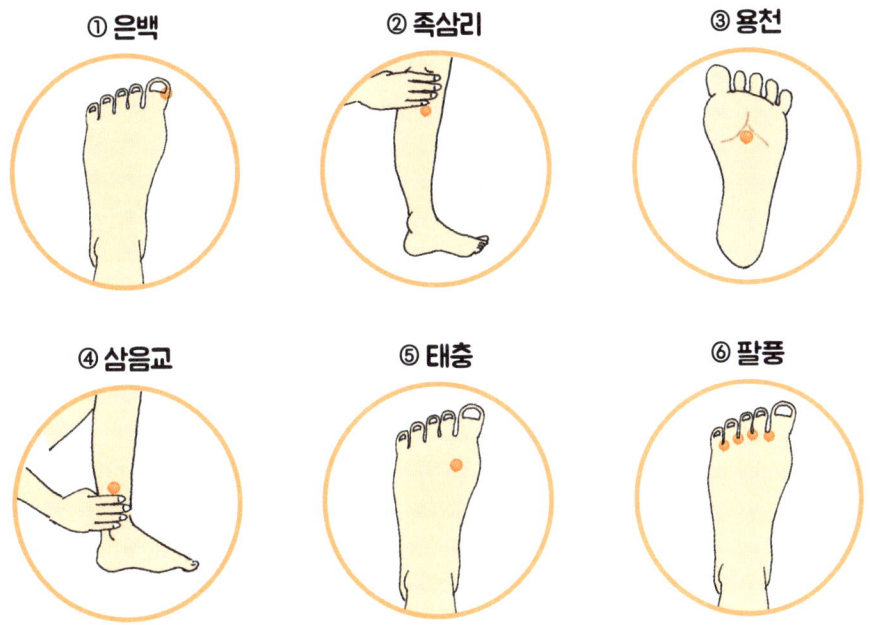

어깨 결림에 절대적인 효과가 있는 혈
은백

양발 엄지발가락 발톱의 가장자리에 위치. 불안감과 초조감을 완화시키고 안정을 취할 수 있도록 도와줍니다. 머리가 묵직할 때 눌러주어도 효과적입니다.

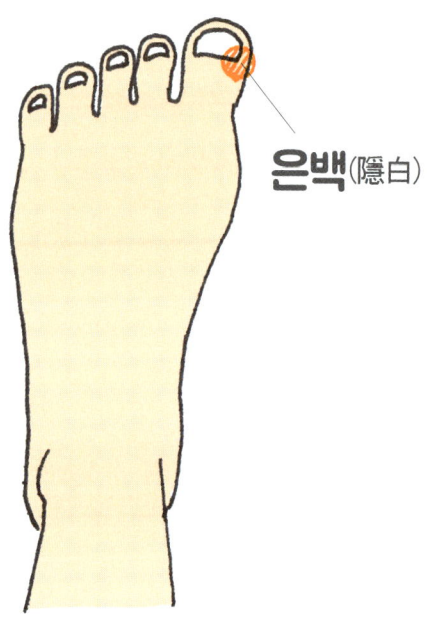

은백(隱白)

이런 증상이 있을 때 추천

어깨 결림, 장기의 피로,
불규칙한 혈당 수치,
생리통, 부정출혈, 월경 과다,
히스테리

● 지압법

엄지손가락을 혈에 대고 집게손가락으로 엄지발가락의 다른 한쪽을 잡는다. 천천히 입으로 숨을 내쉬면서, 5초간 서서히 힘을 가해 누른다. 다시 코로 숨을 들이쉬면서 5초간 서서히 힘을 뺀다. 양쪽을 더해서 하루 5분(30회) 정도 실시한다.

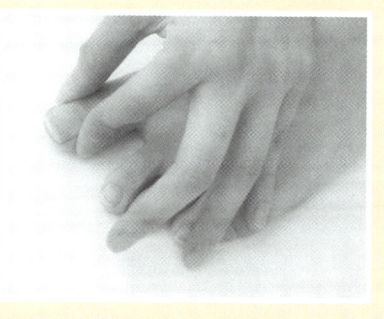

위나 부종 등 다양한 증상에 효과적인 혈

족삼리

양 무릎 바깥쪽의 쏙 들어간 곳 바로 아래에 있는 뼈의 돌기에서, 네 손가락 넓이만큼 아래에 위치한 혈. 위장의 상태를 다스려줄 뿐 아니라 전신의 피로 해소에도 효과 만점인 혈로 유명합니다.

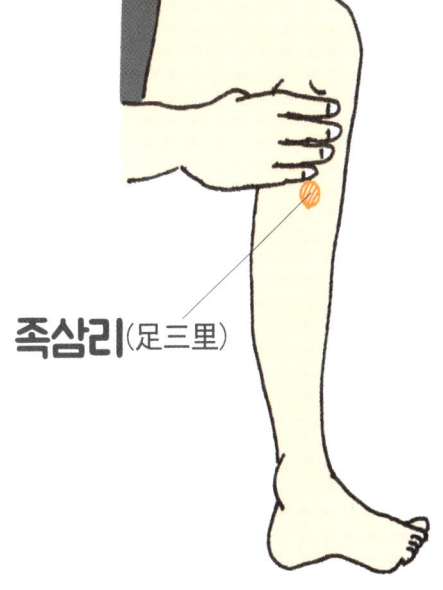

족삼리(足三里)

이런 증상이 있을 때 추천

위통, 메스꺼움, 복부 팽만,
소화 불량, 설사, 전신 피로,
무기력증, 체력 저하, 냉증,
부종, 발의 피로, 두통, 불면,
어지럼증

● 지압법

두 엄지손가락을 포개어 혈에 대고 천천히 입으로 숨을 내쉬면서 3초 동안 지그시 누른다. 이때 서서히 힘을 가한다. 다시 코로 숨을 들이쉬면서 3초 동안 서서히 힘을 뺀다. 양쪽을 더해 하루 5분(30회) 정도 실시한다.

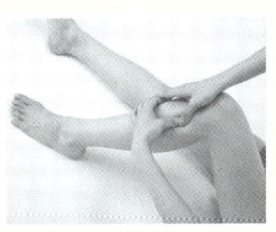

● 엄지손가락으로 누르기 힘들 때

다리와 반대쪽 손의 집게손가락을 혈에 대고 중지부터 새끼손가락까지를 혈 아래의 우묵한 곳에 맞춘다. 다른 손의 손바닥을 그 위에 얹고 다리 안쪽을 향해 눌러준다.

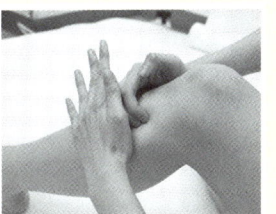

스트레스와 피로, 배와 허리의 냉증에 효과적인 혈

용천

발바닥의 아치에서 조금 올라가, 발가락 전체를 구부리면 쏙 들어가는 가운데 자리에 위치한 혈. 체력, 기력을 높여 원기를 회복시키고 몸의 피로를 없애줍니다. 원기가 샘과 같이 용솟음친다고 하여 '용천'이라는 이름이 붙었습니다. 발 근육의 피로를 푸는 데도 효과가 뛰어납니다.

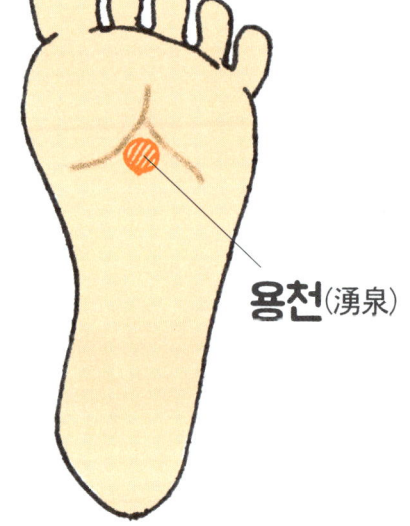

용천(湧泉)

이런 증상이 있을 때 추천

발·복부·허리 주위의 냉증,
등·허리의 통증이나 결림,
갱년기 장애 증상,
생리통

● 지압법

양손 엄지손가락을 포개어 혈에 대고 천천히 입으로 숨을 내쉬면서 3초 동안 지그시 누른다. 이때 서서히 힘을 가한다. 다시 코로 숨을 들이쉬면서 3초 동안 서서히 힘을 뺀다. 양쪽을 더해 하루 5분(30회) 정도 실시한다.

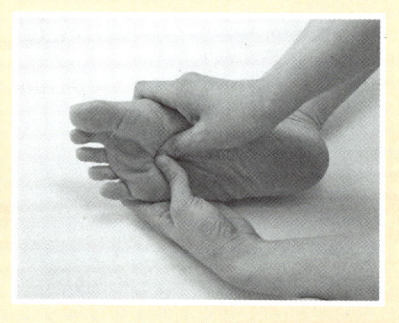

여성 질환에 빼놓을 수 없는 혈
삼음교

다리 안쪽의 복사뼈에서 네 손가락 간격만큼 올라가 경골(정강이뼈)의 바로 뒤에 위치한 혈. 누르면 가벼운 통증이 느껴집니다. 부인과 질환에 크게 관여하고 있어서 '여삼리(女三里)'라고 불리기도 합니다. 여성 건강에 고마운 존재이지요.

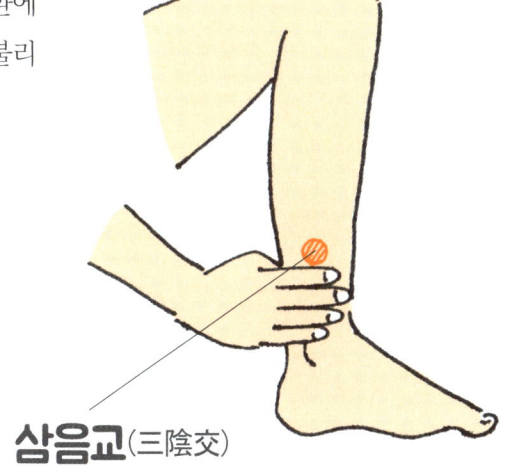

삼음교(三陰交)

이런 증상이 있을 때 추천

**생리통, 생리불순,
갱년기 장애,
냉증, 부종**

● 지압법

의자에 앉아 한쪽 발목을 반대쪽 넓적다리 위에 올린다. 양손 엄지손가락을 포개어 혈에 대고 나머지 손가락은 발목을 잡듯이 고정한다. 천천히 입으로 숨을 내쉬면서 10초 동안 지그시 누른다. 이때 서서히 힘을 가한다. 다시 코로 숨을 들이쉬면서 10초 동안 서서히 힘을 뺀다. 양쪽을 더해 하루 20회 정도 실시한다.

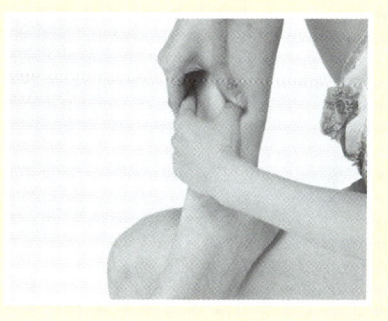

두통, 초조감, 불면, 열 오름 증상에 효과적인 혈
태충

양발의 엄지발가락과 검지발가락 뼈 사이의 홈을 따라가다 보면 뼈가 만나기 직전에 움푹 들어간 곳이 있습니다. 그 자리가 태충혈입니다. 동양의학에서는 기와 피의 순환을 원활하게 해주는 혈로 알려져 있습니다. 만성적인 수면 부족일 때 이 혈을 누르면 통증이 느껴집니다.

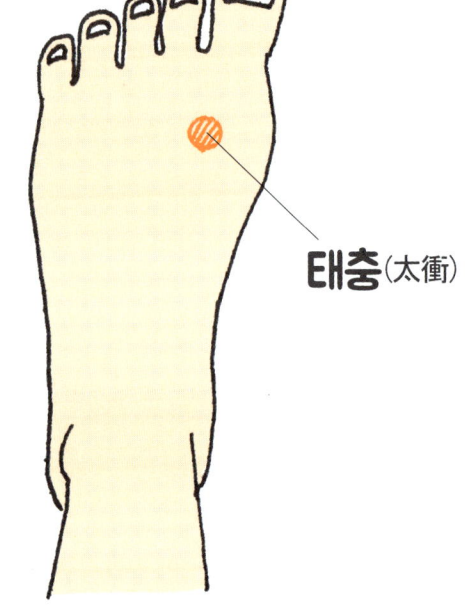

태충(太衝)

이런 증상이 있을 때 추천

**초조감, 불면증,
안면 홍조,
두통, 수면 부족**

● 지압법

양손 엄지손가락을 포개어 혈에 대고 천천히 입으로 숨을 내쉬면서 5초 동안 지그시 누른다. 이때 서서히 힘을 가한다. 다시 코로 숨을 들이쉬면서 5초 동안 서서히 힘을 뺀다. 양쪽을 더해서 하루 5분(30회) 정도 실시한다.

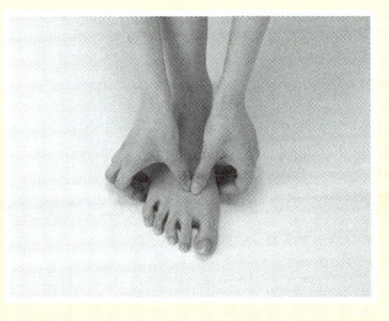

냉증에 절대적인 효과를 보이는 혈
팔풍

양발의 발가락과 발가락 사이의 물갈퀴 자리가 팔풍혈입니다. 이곳을 풀어주면 체온이 1℃ 오를 만큼 냉증에 탁월한 효과가 있습니다. 어깨 주위 림프액의 흐름도 촉진시킵니다. 냉증이 심하다면 매일 이 혈을 꾸준히 지압해주세요.

팔풍(八風)

이런 증상이 있을 때 추천

**컨디션 악화(의욕 저하, 피로 등),
냉증,
어깨 결림**

Check!

손에도 물갈퀴 자리의 혈인 팔사(八邪)가 있는데 비슷한 효과를 낸다. 손도 같은 방식으로 풀어주면 육체 피로와 무기력한 증상이 눈에 띄게 개선된다.

● 지압법

엄지손가락과 집게손가락으로 발의 물갈퀴 자리를 각각 발등과 발바닥 쪽에서 잡고, 발가락 뿌리부분을 꽉 압박한다. 한 군데를 10회 이상 지압하는 것이 좋다. 양발을 더해 하루 5분 정도 실시한다. 온기가 느껴질 때까지 꼼꼼하게 풀어주자.

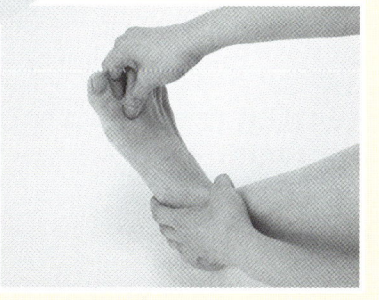

종아리와 넓적다리의 뭉침을 풀어주는
근육 이완법

단단하게 굳은 근육을 부드럽게 풀어주면 족온의 효과를 더욱 높일 수 있습니다.

단단해져 있다는 말은 노폐물이 쌓이고 굳어서 혈관을 압박하고 있는 상태라는 뜻이며,

따뜻한 혈액이 몸의 말초 조직까지 충분히 미치지 못해 냉한 상태가 계속됩니다.

경직된 근육을 부드럽게 풀어주어야 혈액순환이 좋아지고

냉해진 부위에 따뜻하고 신선한 혈액이 전해져 냉증이 완화됩니다.

몸속 독소와 노폐물도 혈관과 림프관을 통해 거두어져 배출됩니다.

종아리, 넓적다리의 근육은 적당한 움직임으로 혈류를 유지해주지 않으면

점점 경직되어 냉기가 들고, 그 냉기가 주변 혈액의 온도를 저하시키므로

애써 실천한 족온의 효과가 반감됩니다. 경직된 근육을 이완시켜

적당히 부드럽고 탄력 있는 상태를 유지해야 발이 따뜻해지기 쉬울뿐더러

근육 내의 대사가 활발해지고 노폐물과 잉여 수분, 지방이 쌓이지 않습니다.

즉 종아리와 넓적다리가 부종, 지방으로 인해 비대해지는 것을 막을 수 있지요.

근육 이완법도 다른 족온법처럼 습관을 들여 꾸준히 실시하면

냉한 체질을 근본적으로 개선하는 데 많은 도움이 됩니다.

반신욕이나 족욕 후 몸이 따뜻해져 있는 상태에서 실시하는 것이 좋은데,

냉기가 돌 때보다 근육과 관절이 유연해진 상태이므로 뭉친 근육을 빠르게 풀 수 있습니다.

뭉쳐 있는 근육을 풀어주지 않고 그대로 방치하면

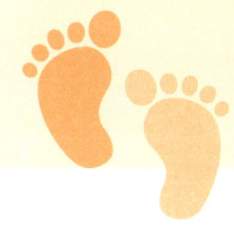

언젠가 통증으로 나타납니다.

통증은 교감신경을 자극해 근육을 더욱 긴장시키므로

근육을 이완시키는 것이 더욱 어려워집니다.

이를 미연에 방지하기 위해서라도 평상시 근육을 풀어두는 습관이 필요합니다.

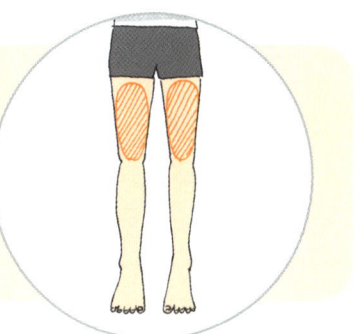

넓적다리 근육

넓적다리에 있는 대퇴사두근은 우리 몸의 대표적인 큰 근육이다. 그만큼 몸에 미치는 영향도 커서 근육을 풀어주었을 때 효과가 가장 잘 나타나는 부위다.

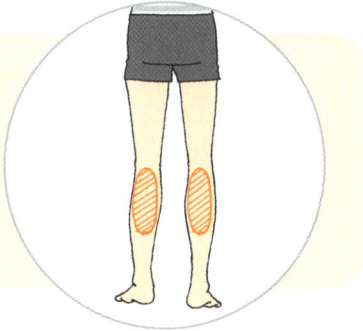

종아리 근육

종아리 근육이 경직되면 하반신의 혈액을 심장으로 되돌려 보내는 펌프기능을 효율적으로 수행하지 못한다. 그 결과 부종이나 냉증이 생기고 혈액순환이 나빠진다.

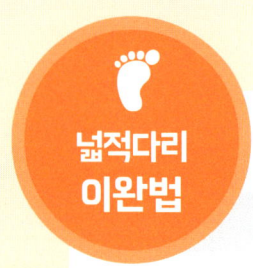

한쪽씩 풀어주기

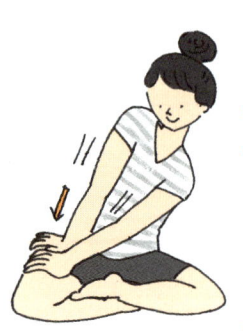

1 책상다리를 하고 앉은 상태에서 한쪽 넓적다리의 윗부분에 양 손바닥을 나란히 얹는다.

2 입으로 숨을 천천히 내쉬면서 5초 동안 상체를 서서히 앞으로 기울인다. 이때 손바닥에 체중을 실어 누른다. 다시 코로 숨을 들이쉬면서 5초 동안 천천히 상체를 일으킨다. 이것을 5회 반복한다.

3 양 손바닥을 무릎 바로 위까지 조금씩 이동시키며 같은 방식으로 실시한다. 반대쪽 다리도 똑같이 실시한다.

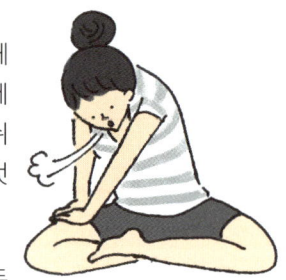

양쪽을 동시에 풀기

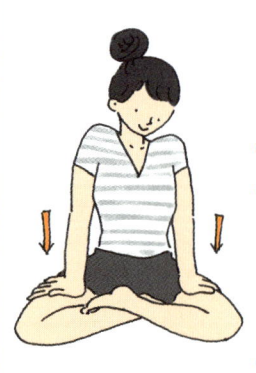

1 책상다리를 하고 앉아서 양 넓적다리의 윗부분에 같은 쪽 손바닥을 각각 올린다.

2 입으로 숨을 천천히 내쉬면서 5초 동안 상체를 천천히 앞으로 기울이되, 손바닥에 체중을 실어 누른다. 다시 코로 숨을 들이쉬면서 5초 동안 천천히 상체를 일으킨다. 이것을 5회 반복한다.

3 양 손바닥을 무릎 바로 위까지 조금씩 이동시키며 같은 방식으로 실시한다. 반대쪽 다리도 똑같이 실시한다.

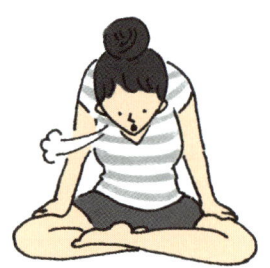

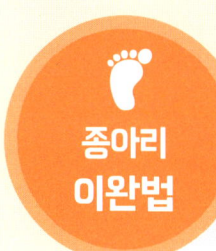

종아리 안쪽 풀기

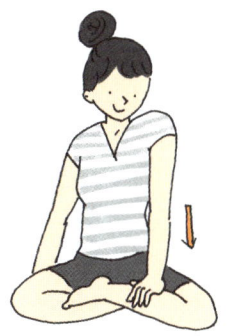 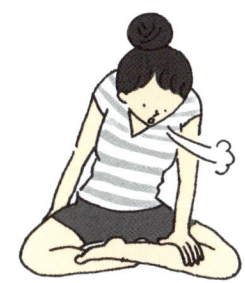

1 책상다리를 하고 앉은 상태에서 위에 놓인 다리의 종아리 안쪽에 같은 쪽 손바닥을 얹는다.

2 입으로 숨을 천천히 내쉬면서 5초 동안 상체를 천천히 앞으로 기울인다. 이때 손바닥에 체중을 실어 누른다. 다시 코로 숨을 들이쉬면서 5초 동안 천천히 상체를 일으킨다. 이것을 5회 반복한다. 아래쪽 다리도 똑같이 실시한다.

종아리 바깥쪽 풀기

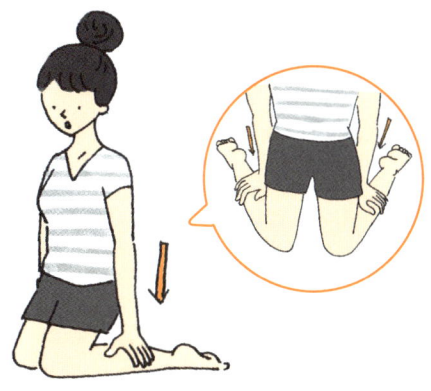 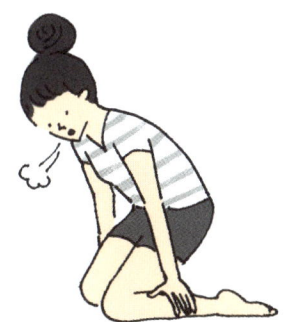

1 발바닥이 위를 향하도록 무릎을 꿇고 선 상태에서 양쪽 종아리에 손바닥을 각각 올려놓는다.

2 입으로 숨을 천천히 내쉬면서 5초 동안 상체를 천천히 앞으로 기울인다. 이때 손바닥에 체중을 실어 누른다. 다시 코로 숨을 들이쉬면서 5초 동안 천천히 상체를 일으킨다. 5회 반복한다.

테니스공을 활용해 근육을 푸는 방법

테니스공을 사용하면 깊은 곳에 뭉쳐 있는 속근육을 풀 수 있을 뿐만 아니라,

손바닥으로는 누르기 힘든 넓적다리나 종아리의 뒤쪽을 보다 수월하게 자극할 수 있습니다.

테니스공의 적당한 탄력을 이용해 단단히 뭉친 속근육을 자극해 봅시다.

먼저 다음 두 가지를 준비합니다.

테니스공, 의자

의자에 앉아 테니스공을 넓적다리와 의자 사이에 끼우고,

다리의 무게를 이용해 깊은 곳까지 뭉쳐 있는 근육에 자극을 주어 조금씩 풀어줍니다.

테니스공을 끼우기만 해도 아프다면 그 자리가 뭉쳐 있다는 뜻입니다.

통증이 완화될 때까지 풀어주세요.

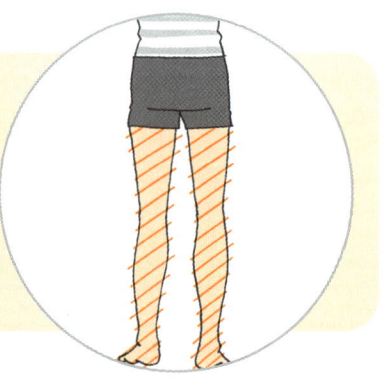

종아리에서 넓적다리 전체

테니스공을 조금씩 밀어내면서 종아리부터 넓적다리
전체를 자극해주면 긴장과 뭉침이 풀리고 혈액순환이
원활해져 따뜻한 다리를 만들 수 있다.

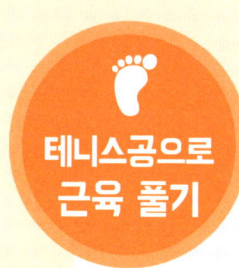

넓적다리를 풀어준다

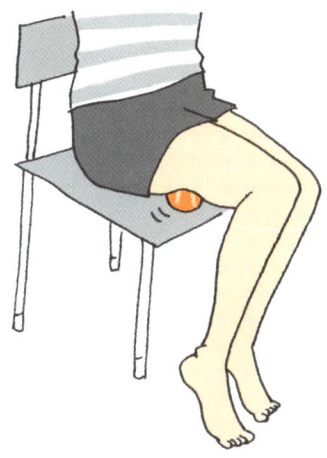

1 의자에 앉아 무릎 뒤 오금의 윗부분에 있는 근육 한가운데(넓적다리 뒤의 중앙 부분)에 테니스공이 오도록 다리 밑에 끼운다.

2 넓적다리를 사용해 전후좌우로 공을 움직이며 풀어준다.

3 근육이 어느 정도 풀어진 느낌이 들면 공의 위치를 조금 더 엉덩이 쪽으로 밀어 올려서 근육을 풀어준다. 반대쪽 다리도 똑같이 실시한다.

종아리 & 넓적다리를 풀어준다

1 의자에 앉아 다리를 구부린 다음, 테니스공을 넓적다리와 종아리 사이에 끼운다.

2 양손을 깍지 끼워 정강이를 잡고 몸쪽으로 잡아당겨 테니스공을 꽉 누른다. 종아리와 넓적다리에 압박이 가해지면서 근육이 자극된다.

3 공의 위치를 조금씩 아래로 옮기면서 풀어준다. 반대쪽 다리도 똑같이 실시한다.

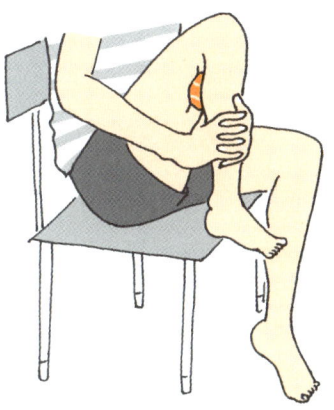

6 족온 효과를 200% 높이는
스트레칭

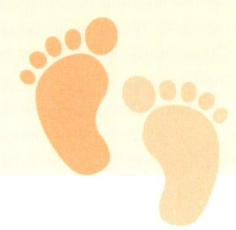

스트레칭으로 근육을 자극하면, 수축되어 단단해졌던 근육이 이완됩니다.

그에 따라 혈액순환이 좋아져서 족온의 효과가 훨씬 커집니다.

노폐물 배출에도 도움이 되니 꼭 실시해 보기 바랍니다.

마찬가지로 족욕이나 반신욕 후 근육이 부드러워진 상태에서

실시해야 무리 없이 근육을 이완시킬 수 있습니다.

발목 돌리기 스트레칭

26쪽에서도 소개한 스트레칭입니다.

발가락 사이에 손가락을 넣고 깍지를 낀 상태에서 발목을 천천히 돌립니다.

83쪽에서 소개한 팔풍혈이 자극을 받아 혈액순환이 촉진되고

짧은 시간 안에 발이 따끈해집니다.

요통, 무릎 통증이 있는 사람, 고혈압인 사람에게 특히 추천합니다.

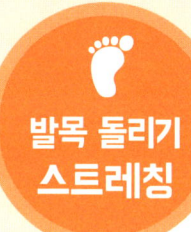

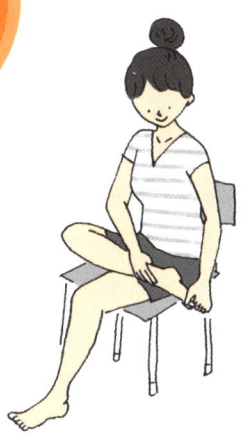
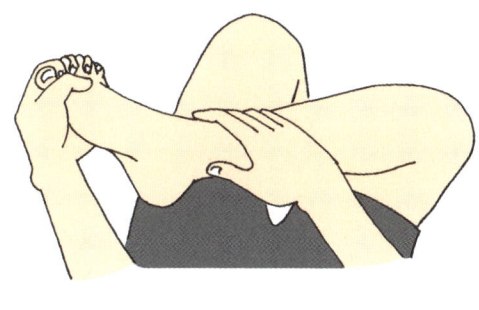

1 한쪽 다리를 반대쪽 넓적다리에 올리고, 올린 발의 반대쪽 손으로 발가락에 깍지를 낀 뒤 다른 손으로는 복사뼈 위쪽을 잡는다.

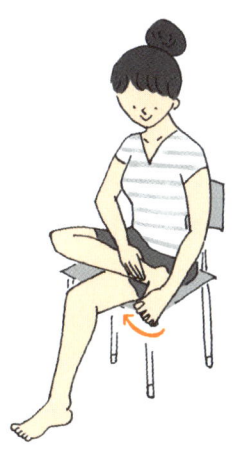
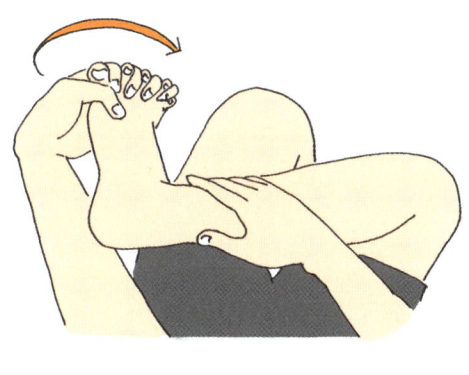

2 발목을 천천히 돌린다. 시계 방향으로 20회, 반시계 방향으로 20회 돌린 후 반대쪽 발도 같은 방법으로 실시한다.

골반의 균형을 잡아주는
스트레칭

골반이 비뚤어지면 척추신경과 고관절이 부자연스럽게 당겨지고

굳어버리는 등의 이상이 생깁니다.

당연히 혈액이나 림프액의 순환에도 문제가 발생하지요.

그러므로 꾸준한 스트레칭을 통해 골반의 균형을 맞춰줌으로써

혈액과 림프액의 흐름을 저해하지 않는 환경을 만들어야

족온의 효과가 제대로 발휘될 수 있습니다.

방법은 간단합니다.

앉은 자세에서 양 발바닥이 맞닿도록 다리를 접고 양손으로 발을 잡습니다.

호흡을 정돈하면서 두 다리를 위아래로 1분간 움직입니다.

다음에는 앞의 동작을 하면서 몸을 좌우로 움직여 몸 전체를 흔듭니다.

이때 주의해야 할 점은 새우등이 되지 않도록 해야 한다는 것입니다.

이 스트레칭을 꾸준히 하면 고관절이 유연해져서

혈액과 림프액의 순환이 원활해지고 체온이 올라갑니다.

하반신에 부종이나 냉증이 있는 사람도 효과를 볼 수 있습니다.

또한 고관절과 허리 부근의 혈액순환이 좋아짐에 따라

자궁 주변도 따뜻해져서 부인과 질환의 개선에도 도움이 됩니다.

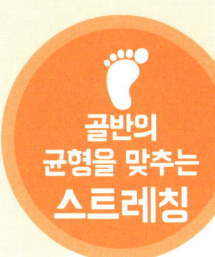

골반의 균형을 맞추는 **스트레칭**

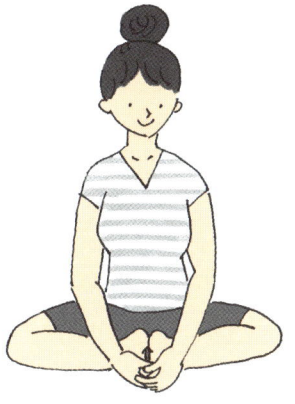

1

양 발바닥을 맞대고 앉은 다음 양손으로 발끝을 잡는다.

2

코로 숨을 들이쉬면서 좌우 무릎을 위로 들어 올리고, 입으로 숨을 내쉬면서 좌우 무릎을 다시 바닥 가까이 내린다. 천천히 1분간 실시한다.

새우등이 되지 않도록 자세를 바르게 하고 실시하는 것이 중요!

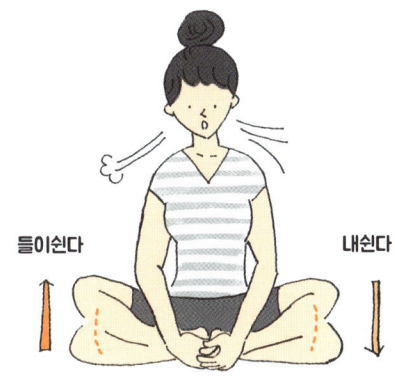

들이쉰다   내쉰다

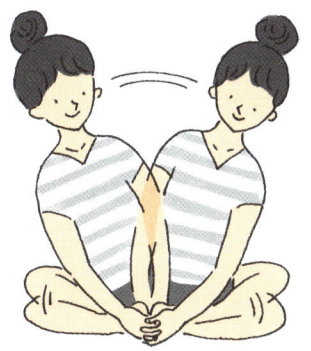

3

다시 1분간 ②의 동작을 지속하면서 몸을 좌우로 크게 흔든다. 하루 한 번 실시한다.

효과를 더욱 높이는
2인 스트레칭

2인 1조로 실시하는 스트레칭을 소개합니다.

혼자서 실시할 때보다 근육에 좀 더 많은 힘을 실을 수 있어서 족온의 효과를
더욱 높일 수 있습니다. 무엇보다 이야기를 나누면서 스트레칭을 할 수 있기 때문에
지루하지 않게 계속할 수 있다는 장점이 있지요.

넓적다리에 효과적인 스트레칭

상체는 날씬하지만 유독 허벅지에 살이 많고 종아리가 굵어 고민인 여성들 중에는,
넓적다리가 냉한 탓에 피하지방이 축적되어 하체 비만이 된 경우가 적지 않습니다.
냉증은 림프액과 혈류를 정체시키고 잉여 수분과 노폐물, 지방이
축적되는 환경을 만드는 요인 중 하나입니다.
이때 넓적다리를 스트레칭하면 근육에 탄력이 붙고 혈액순환이 개선되어
냉증과 부종 해소에 탁월한 효과를 얻을 수 있습니다.
넓적다리는 큰 근육으로 구성되어 있는 만큼
많은 양의 혈액이 집중되는 부위입니다.
때문에 넓적다리에 냉증이 있으면 상반신에서 전달되어
온 혈액이 쉽게 식고, 그 아래의 종아리·발끝으로
갈수록 더 냉해질 수밖에 없습니다.
넓적다리→종아리→발끝을 거쳐 점점 냉해진 혈액은

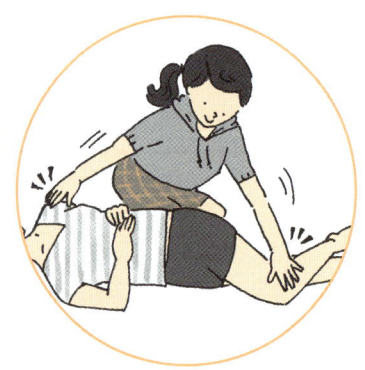

다시 상반신으로 돌아가는데,

이 혈액이 내장까지 차게 만들어 장기의 기능을 저하시키고

이상 증세를 유발할 수 있습니다.

고관절에 효과적인 스트레칭

고관절이 굳어 있으면 서혜부(鼠蹊部=샅고랑)에 있는 굵은 혈관이 막히고

림프액의 흐름이 정체되어 혈액순환에도 빨간불이 켜집니다.

스트레칭으로 고관절을 부드럽게 해주면 열, 산소, 영양을 원활히 운반하고

노폐물을 회수하는 사이클의 흐름을 개선할 수 있습니다.

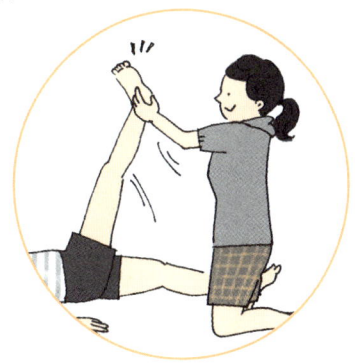

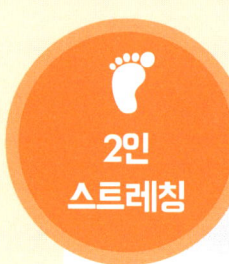
넓적다리에 효과적인 스트레칭

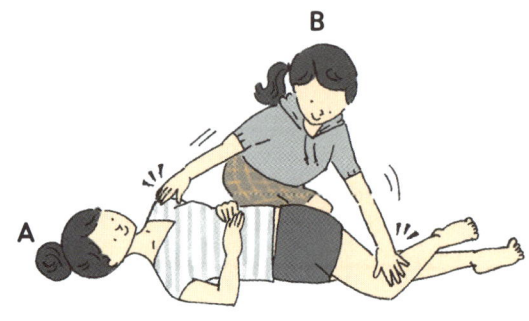

1

A는 똑바로 누운 상태에서 한쪽 무릎을 세운 다음, 세운 나리를 반대쪽으로 넘긴다. B는 한 손을 A의 무릎에 대고 무릎을 넘길 때 도 와주는데, 이때 다른 손으로 A의 어깨를 잡아 어깨가 위로 뜨지 않도록 가볍게 눌러준다.

2

A는 다리에 힘을 주어 제자리로 되 돌리기를 시도한다. B는 A가 힘을 쓰 는 반대 방향으로 힘을 실어 누른다.

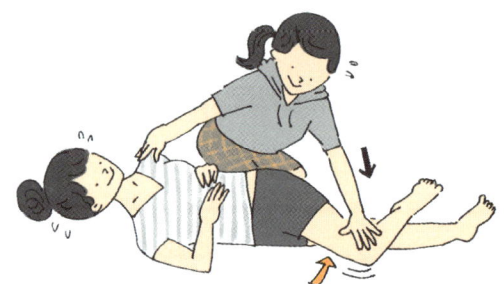

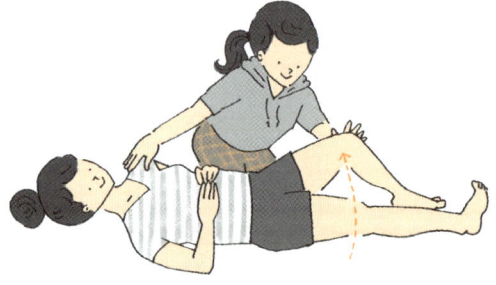

3

B는 힘의 강약을 조절하면서 A가 다리를 천 천히 제자리로 되돌릴 수 있도록 한다. ①~③ 을 좌우 각각 3회씩 실시한다.

고관절에 효과적인 스트레칭

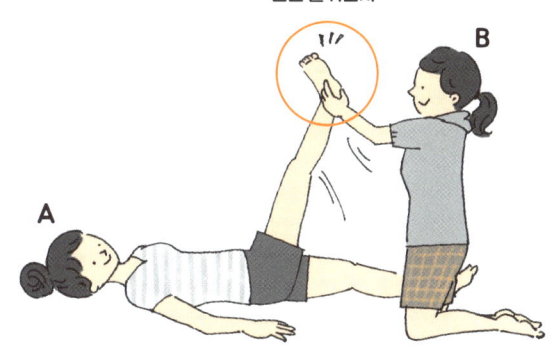

손은 발뒤꿈치

A   B

1

A는 똑바로 누운 상태에서 한쪽 다리를 위를 향해 똑바로 든다. B는 A가 올린 다리의 발뒤꿈치를 손바닥으로 지탱한다.

2

A는 힘을 주어 다리를 내리려고 한다. B는 반대 방향으로 힘을 가해 그것을 저지한다.

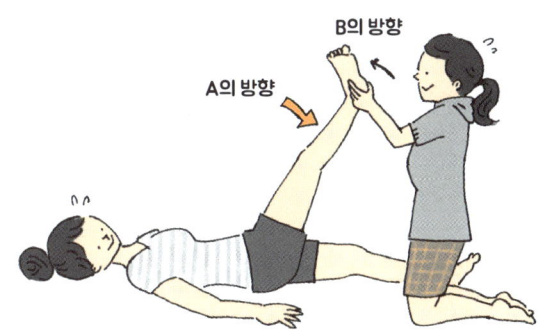

B의 방향

A의 방향

3

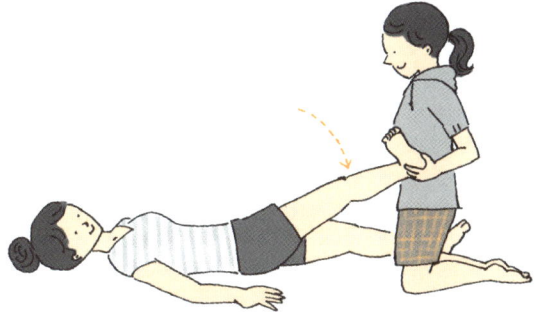

B는 힘의 강약을 조절하면서 A가 발을 바닥으로 천천히 내릴 수 있도록 한다. ①~③을 좌우 각각 3회씩 실시한다.

7 서서히 온도를 높여 릴렉스 효과를 키우는
보온주머니

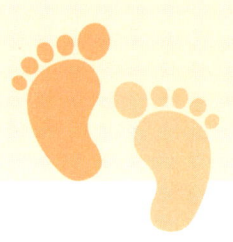

일본식 보온주머니인 유탄포는 예로부터 발난로로 활용되어 왔습니다.

자기 진에 이불 속에 넣어두면 서서히 발이 따뜻해져

추운 겨울철에도 편안한 잠을 청하는 데 효과가 있습니다.

또 몸의 냉기를 느끼는 부위에 밀착시킬 수 있으므로 효율성도 높습니다.

유탄포와 같은 보온주머니는 시중에 많이 판매되고 있는데

직접 만들어서 사용할 수도 있습니다.

수건과 페트병을 이용해 손쉽게 만드는 방법을 소개합니다.

수건을 이용한 보온주머니

먼저 다음 네 가지를 준비합니다.

> 수건 5장, 두꺼운 지퍼백 5장, 대야, 뜨거운 물

대야에 담긴 뜨거운 물에 수건을 담갔다가 짠 다음, 두꺼운 지퍼백에 넣습니다.

또는 수건을 찬물에 적셔서 짠 다음 전자레인지(500W)에 넣고 1분간 데워서 두꺼운 지퍼백

에 넣는 방법도 있습니다. 이때 수건이 뜨거우므로 화상에 주의해야 합니다.

수건으로 만든 보온주머니 5개가 준비되면 다음 쪽의 그림에 따라

몸에 얹어 보온해 보세요.

화상을 피하기 위해 목욕수건을 몸 위에 덮고 그 위에

얹습니다. 만약 그래도 뜨겁다면 보온주머니를 마른

수건으로 덧싸서 사용합니다.

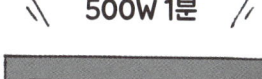

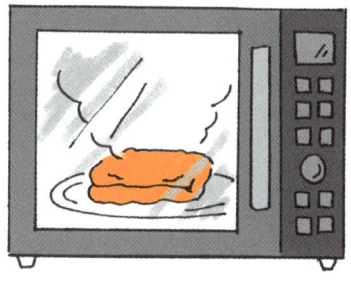

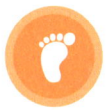 ## 수건을 이용한 보온주머니 만드는 법

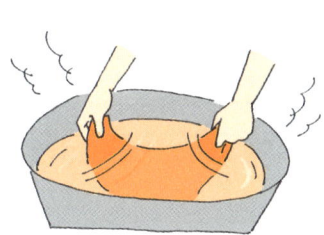

1 대야에 약 60~90℃의 뜨 거운 물을 담아 준비한 다. 수건의 양끝을 잡고 가운데 부분을 대야에 담 근다.

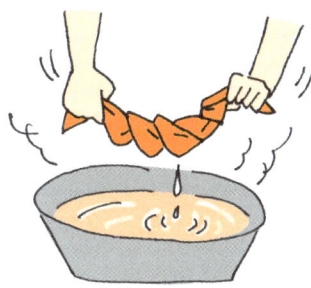

2 수건의 양끝을 비틀 어서 짠다.

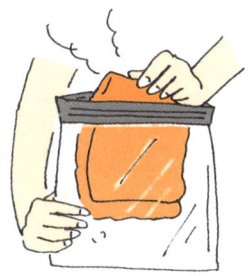

3 두꺼운 지퍼백에 넣으면 완성.

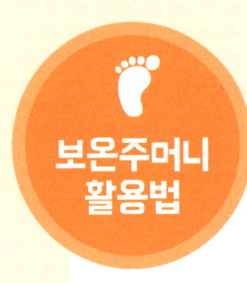

보온주머니 활용법

몸의 앞뒤로 배, 넓적다리 앞면, 발목, 천골, 종아리, 발바닥 이렇게 여섯 부위의 자리에 한 번씩 올려 덥힌다. 보온주머니에서 온기가 느껴지지 않으면 즉시 떼야 한다. 몸이 냉해질 수 있으므로 식은 채로 방치하는 것은 금물이다.

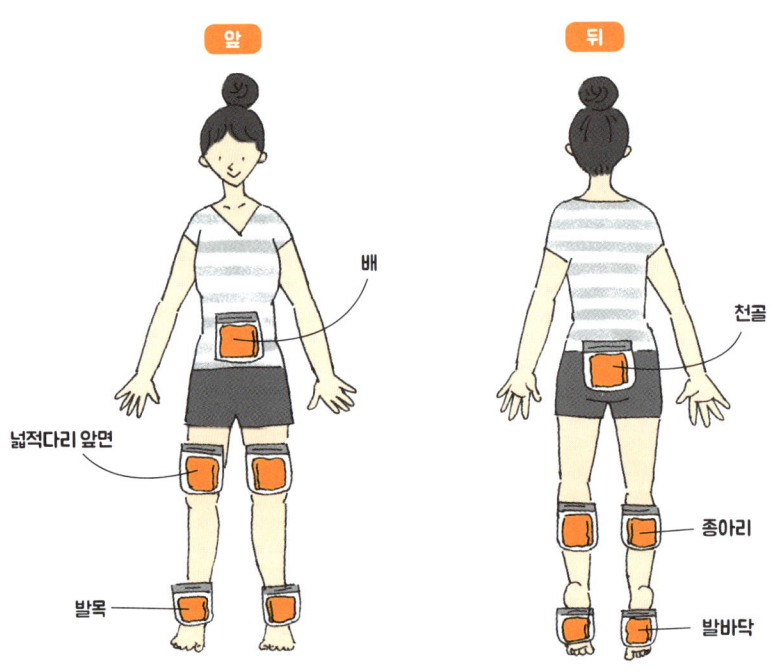

앞 / 뒤

배
넓적다리 앞면
발목

천골
종아리
발바닥

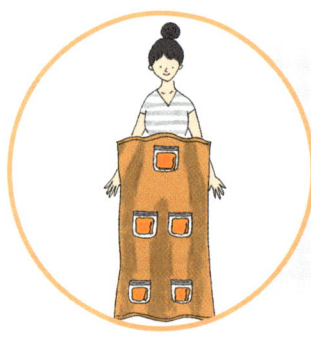

목욕수건을 덮고 사용한다

보온주머니를 몸에 직접 올리면 화상의 위험이 크다. 따라서 목욕수건으로 몸을 덮고 그 위에 얹도록 한다. 그래도 너무 뜨겁다면 보온주머니를 수건으로 덧싸서 사용하자.

페트병을 이용한 보온주머니

내열 페트병을 이용해 손쉽게 만들 수 있는 보온주머니입니다.
먼저 다음 네 가지를 준비합니다.

내열 페트병, 뜨거운 물, 수건, 고무밴드 2개

페트병에 42~45℃ 정도의 뜨거운 물을 넣고 수건에 만 다음, 고무밴드로 고정합니다. 페트병에서 뜨거운 물이 새지 않는지 잘 확인하세요. 발을 빨리 따뜻하게 하고 싶다면 페트병 보온주머니를 이용한 운동을 권합니다.

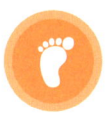 ## 페트병을 이용한 보온주머니 만드는 법

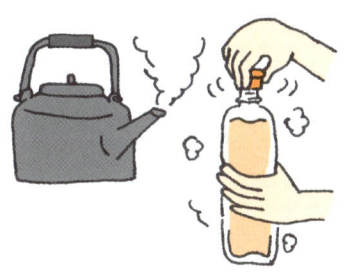

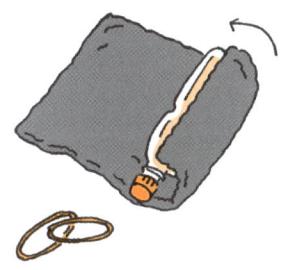

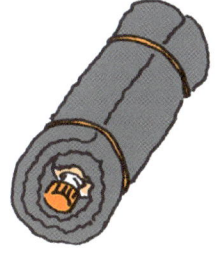

1 500㎖짜리 페트병에 42~45℃의 온수를 넣고 뚜껑을 잘 닫는다.

2 페트병을 수건에 말고 고무밴드로 고정한다.

3 완성!

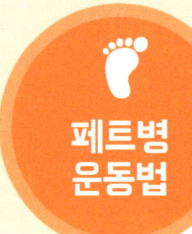

**페트병
운동법**

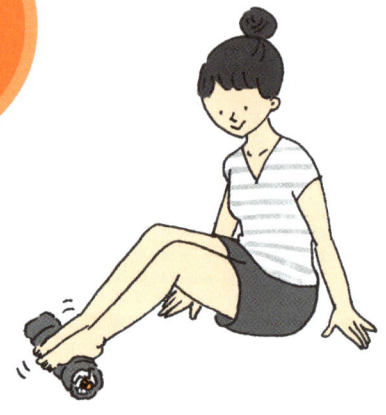

1

바닥에 앉아 무릎을 세우고
페트병(보온주머니)에 발을
얹는다.

2

발가락으로 페트병을 움켜쥔다.

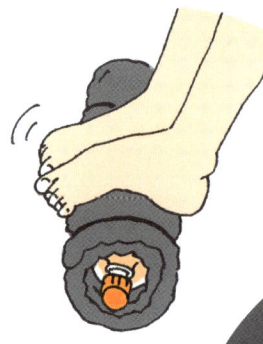

Check!

발가락을 움직여주면 무릎과 허리
통증의 완화에도 효과가 있다. 무지
외반증(엄지발가락이 새끼발가락 쪽
으로 기울어져 통증을 유발하는 질
환)의 호전에도 도움이 된다.

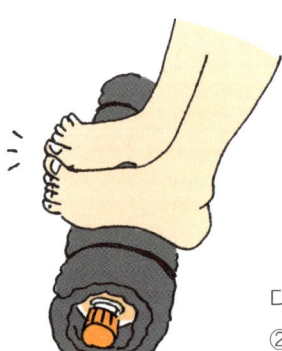

3

다시 페트병에서 발가락을 뗀다.
②~③을 여러 차례 반복한다.

8 수건으로 혈액순환을 촉진하는
건포마찰법

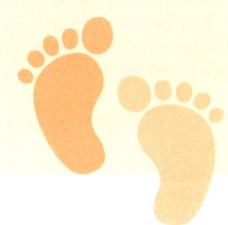

건포마찰은 예로부터 내려오는 피부 단련법 중 하나입니다.

피부를 자극해 혈액순환을 촉진함으로써 발을 따뜻하게 만듭니다.

부드러운 천으로 발바닥 아치와 발가락을 문질러 마찰하는 것이 전부일 만큼 간단하지만,

피부의 체온 조절기능(피부 표면의 혈관 수축과 팽창)이 향상되어

매일 꾸준히 실시하면 냉증이 해소된다고 단언할 수 있을 만큼 효과가 뛰어납니다.

5분 정도 실시하면 좋습니다.

건포마찰을 할 때는 다음 한 가지만 준비하세요.

부드러운 천 또는 수건

만일 똑바로 누워 실시하기 어려운 상황이라면 의자에 앉아서 해 봅시다.

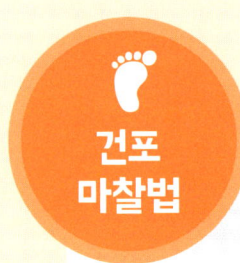
발가락 자극하기

1 바르게 누워서 한쪽 다리를 올리고 엄지발가락에 수건을 건다.

2 수건의 양끝을 잡고 교대로 잡아당기며 문지른다.

3 다른 발가락도 하나씩 같은 방식으로 건포마찰을 한다. 반대쪽 다리도 똑같이 실시한다. 양쪽을 더해 5분 정도 실시한다.

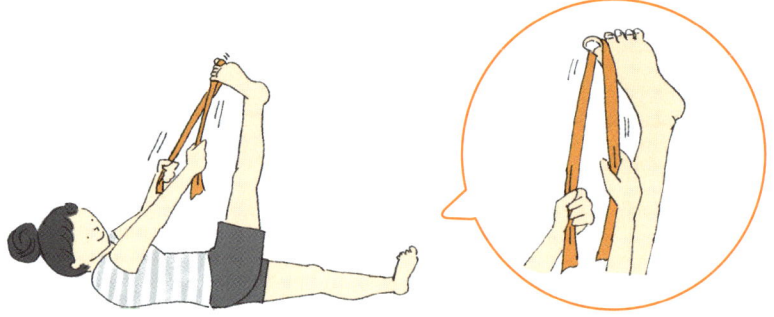

발바닥 자극하기

1 바르게 누워서 한쪽 다리를 올리고 발바닥(발바닥 아치부분)에 수건을 걸친다.

2 수건의 양끝을 잡고 교대로 잡아당기며 문지른다. 반대쪽 다리도 똑같이 실시한다. 양쪽을 더해 5분 정도 실시한다.

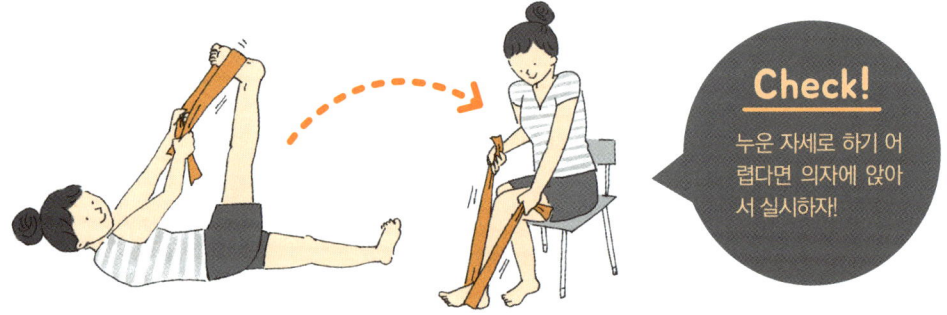

Check!
누운 자세로 하기 어렵다면 의자에 앉아서 실시하자!

9 간편하게 뜸 효과를 누릴 수 있는
헤어드라이어 요법

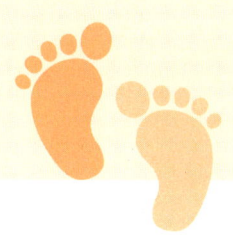

헤어드라이어를 사용하면 뜸을 뜨는 것과 같은 효과가 나타나

빠르고 효율적으로 냉증을 해소할 수 있습니다.

필요한 도구는 다음 한 가지입니다.

　　　헤어드라이어

먼저 넓적다리와 엉덩이에 더운 바람을 쏘여줍니다.

다음으로 무릎 뒤쪽인 오금, 발목 순으로 약 1~3분씩 덥혀줍니다.

삼음교혈(81쪽)을 중심으로 온풍을 쐬면

더욱 빠르게 몸이 따뜻해지는 것을 실감할 수 있습니다.

열기를 잘 견디지 못하는 사람, 피부가 건조한 사람은 얇은 옷 위로

더운 바람을 쏘여도 괜찮습니다.

감기 초기 증상이 있을 때 드라이어로 목덜미에 온풍을 쏘이면

더 이상 악화되지 않고 증상이 잦아들기도 합니다.

단, 피부가 약한 부위이므로 화상을 입지 않도록 조심하세요.

무릎 뒤쪽이 포인트!

무릎 뒤쪽의 오금은 림프관이 집중되는 림프절이 자리한 부위입니다.

림프절로 흘러들어 온 림프액은 더욱 강화된 면역기능을 가진

림프액으로 정화되어 다시 몸속 곳곳으로 흐릅니다.

이러한 림프액의 흐름이 림프절에서 정체되면 발이 붓고 냉해지므로,

발이 피곤할 때는 먼저 헤어드라이어로 무릎 뒤쪽을 쏘이면 효과를 볼 수 있습니다.

이 부위를 따뜻하게 하면 혈액과 림프액의 흐름이 개선되어 다리 전체가 따뜻해집니다.

특히나 무릎 아래쪽은 냉기에서 비롯된 피로가 풀려 부종이 완화됩니다.

시간적 여유가 있을 때는 드라이어 바람을 쐰 후

오금을 엄지손가락으로 눌러서 풀어주세요.

따뜻한 상태에서 오금을 마사지하면 뭉친이 더 잘 풀립니다.

부풀어 있는 부분이 뻐근하고 통증이 느껴진다면

림프액이 정체되어 있을 가능성이 있습니다.

발바닥 지압이나 근육 트레이닝 등을 시작하기 전에 무릎 뒤 오금의 림프절을

드라이어로 따뜻하게 만든 뒤 손가락으로 눌러 풀어주면,

림프액의 흐름이 개선되어 노폐물의 배출 효과를 더욱 높일 수 있습니다.

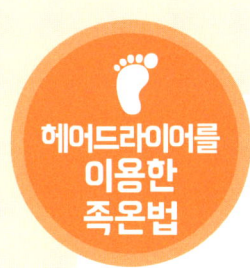

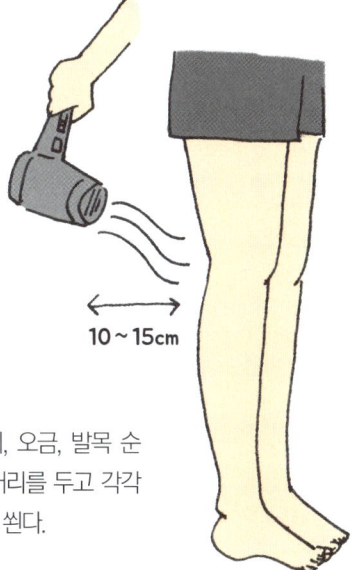

10 ~ 15cm

넓적다리, 엉덩이, 오금, 발목 순
으로 실시하되 거리를 두고 각각
1~3분씩 온풍을 쐰다.

Check!

온풍의 온도는 '기분 좋을 정도'로,
혈에서 10~15cm 정도 거리를 두고
드라이어 바람을 쐰다. 피부가 건
조한 사람은 얇은 옷 위로 온풍을 쐰
다. 화상을 입지 않도록 주의하자.

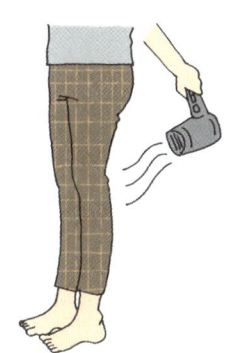

오금 풀어주기

무릎 서기 자세에서 오금에 엄지손
가락을 대고 림프절을 천천히 누르
며 뭉친 부분을 풀어준다.

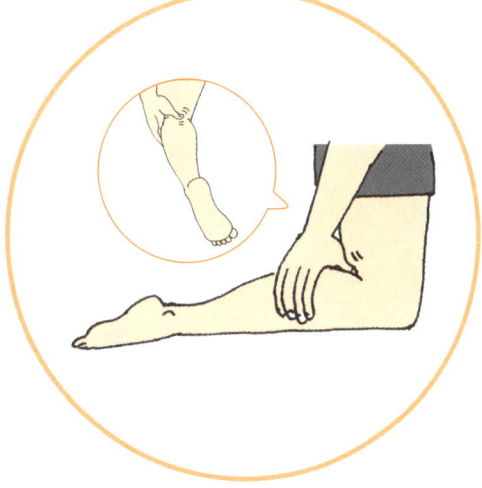

발 모양만 보아도
발이 냉한지를 한눈에 알 수 있다!

중지발가락과 약지발가락의 뼈 사이 간격이 좁아져 있는지 체크!

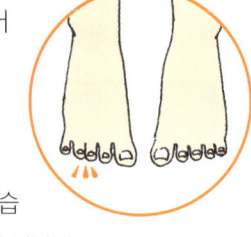

몸이 차고 어딘가 냉증이 있으면 체형에도 변화가 일어나는데, 발끝에서도 그 같은 증상을 확인할 수 있습니다. 특히 발의 중지와 약지발가락 사이의 간격을 보면 금방 알 수 있는데요, 만일 이 두 발가락 사이의 간격이 좁아져 있다면 몸 전체가 냉한 상태라고 볼 수 있습니다. 발등 쪽에서 만져 보면 뼈와 뼈 사이가 좁아져서 단단하게 굳어 있음을 확인할 수 있습니다. 중지와 약지발가락 사이뿐 아니라 검지와 중지발가락 사이가 좁아지는 경우도 있습니다.

자신의 발가락을 확인해 보고 사이가 좁아졌다면 아래 소개하는 '발가락을 벌려주는 마사지'로 풀어주세요.

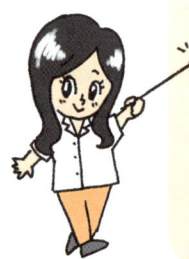

발가락을 벌려주는 마사지

발가락과 발가락 사이에 집게손가락과 가운뎃손가락을 포개어 대고, 힘을 가해 세로로 문질러준다. 조금씩 발목 쪽으로 포인트를 옮겨나간다. 다른 발가락 사이도 같은 방식으로 풀어준다.

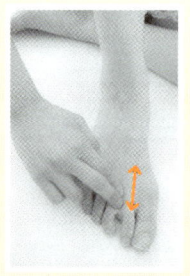

PART 3

체열의 균형이
장수로 이어진다

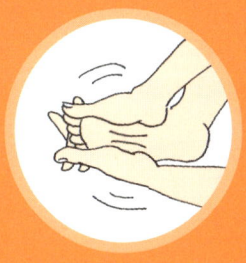

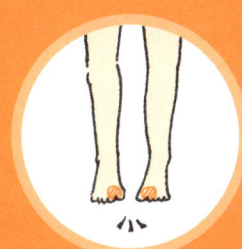

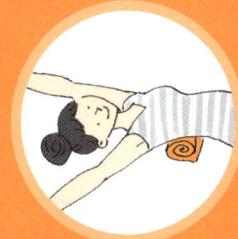

혈액을 따뜻하게 해 병을 예방한다

체온의 저하는 여러 가지 병을 유발하는 대표적인 원인 중 하나입니다. 몸이 냉해져서 체온이 떨어지기 시작하면 몸 전체의 신진대사가 저하되고, 노폐물 등이 혈액 속에 남아 혈액이 탁하고 끈적끈적한 상태가 되므로 혈액순환이 원활하지 않게 됩니다.

이러한 상태가 지속되면 몸을 보호하기 위한 빙어기제의 일환으로 습진이나 염증, 혈압 상승 등의 갖가지 반응이 일어나게 되는데 혈전, 동맥경화, 암, 백혈병, 심장병, 신장병, 당뇨병, 종양, 감염증 등도 그러한 반응으로부터 시작되곤 합니다.

체온이 1℃ 낮아지면 면역력이 30% 정도 떨어지며, 체온이 1℃ 오르면 면역력이 5~6배 높아진다고 합니다. 체온과 면역력의 비례 관계는 이미 수많은 연구로 입증되고 있습니다. 여기에서 더 나아가 한 연구기관에서는, 발을 따뜻하게 하면 몸속 암세포를 사멸하는 기능을 가진 세포가 증가한다는 이론을 증명하는 실험이 진행되고 있다고 합니다. 발이 따뜻하면 체온이 높아져 면역력이 증강된다는 놀라운 원리를 응용한 연구라 할 수 있습니다.

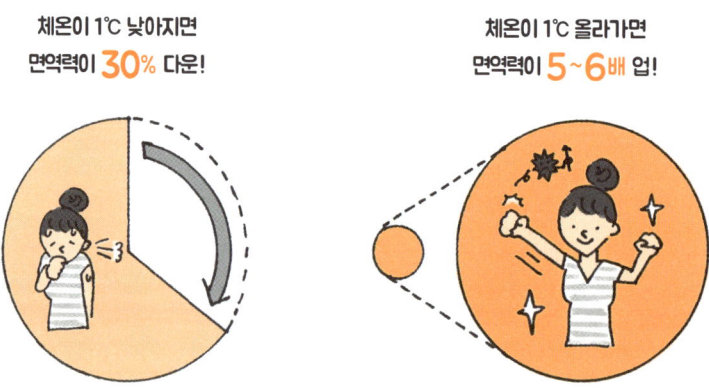

체온이 1℃ 낮아지면 면역력이 **30%** 다운!

체온이 1℃ 올라가면 면역력이 **5~6배** 업!

실제로 족욕을 꾸준히 해온 여러 사람들에게 물어보면, 감기는 거의 모르고 지내며 다른 병을 앓은 적도 없다는 답변이 상대적으로 많았습니다. 발이 따뜻해져 면역력이 강화된 덕분이라고 미루어 짐작할 수 있습니다. 그야말로 족온은 질병을 예방하고 생명을 지키는 행위라 할 수 있겠습니다.

두열족한 상태를 방치하면
만병의 근원이 된다

예로부터 전해지는 건강 격언 중에 '두한족열(頭寒足熱)'이란 말이 있습니다. 머리는 차게, 발은 따뜻하게 해야 한다는 뜻이지요. 본래 사람의 체온이란 상반신이 높고, 하반신이 낮기 때문에 그 온도 차를 줄여나가면 병에 잘 걸리지 않는 건강한 몸을 만들 수 있다는 의미가 담겨 있습니다.

그리고 이와 반대되는 상태가 '두열족한'입니다. 동양의학에서 말하는 열 오름 상태로 머리에 열이 차고 발이 냉한 상태를 가리킵니다. 이 상태가 오래 지속되면 혈액순환이 정상적으로 이루어지지 못해 갖은 질병에 쉽게 노출됩니다. 발을 따뜻하게 해 하반신의 냉기를 해소하는 것이 중요하다는 사실을 이처럼 오랜 격언을 통해서도 확인할 수 있는 것이지요.

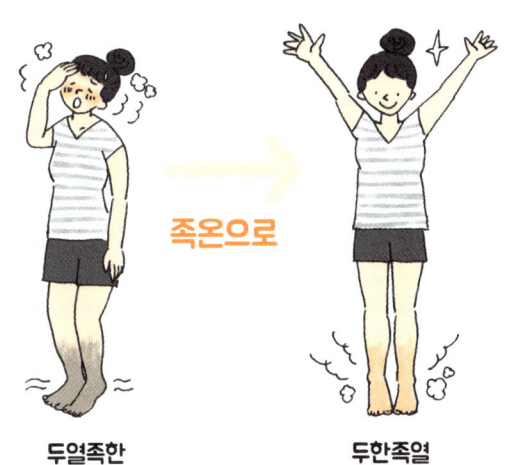

족온으로

두열족한   두한족열

체온의 좌우 균형을 맞추고
노폐물을 내보낸다

우리의 몸은 좌우 온도가 불균형해지는 때가 있는데, 이런 때야말로 감기에 걸리기 쉽습니다. 체온의 균형이 깨지면 여러 가지 징후가 나타나는데, 수면 자세의 변화도 그중 하나입니다. 예를 들어 자는 도중 자세를 자꾸 바꾸는 것은 좌우 온도의 균형을 맞추기 위해 몸이 자연스레 취하는 행동이라 할 수 있습니다. 수면 자세가 평소와 달라졌다면 체온의 밸런스에 어딘가 문제가 생긴 것일 수 있습니다. 감기의 조짐일지도 모르니 주의하세요.

체내 온도의 좌우 균형을 맞추는 데는 족욕이 제격입니다. 온도가 낮은 쪽 발을 따뜻한 물에 한동안 담그고만 있어도 해결됩니다. 양발의 온도를 비슷하게 맞추면 몸의 중심이 안정을 찾고 좌우의 균형이 자연스럽게 회복되기 때문에 감기 증세를 앓고 있더라도 한결 가벼워지거나 금세 제 컨디션을 회복하게 됩니다.

열이 날 때도 족온으로 좌우 발의 온도를 맞춰주면 좋습니다. 발을 따뜻하게 하면 당장은 열이 오르지만 곧 땀이 나면서 열이 떨어지고 회복이 빨라집니다. 미열이 계속되고 감기가 좀처럼 떨어지지 않을 때 시도해 보기 바랍니다.

우리 몸은 세균이나 독소로부터 공격을 받으면 자연치유력이 발동해 발열 반응이 일어납니다. 열이 난다는 것은 우리 몸에 병이 침투했다는 것을 알려주는 반응인 동시에 치료 작용인 것이지요. 이처럼 몸의 기능을 정상으로 되돌리기 위해 열이 발생하면 체온이 오르고 땀이 나게 되는데, 그 과정에서 체내에 들어온 유해물질이 땀과 함께 배출됩니다.

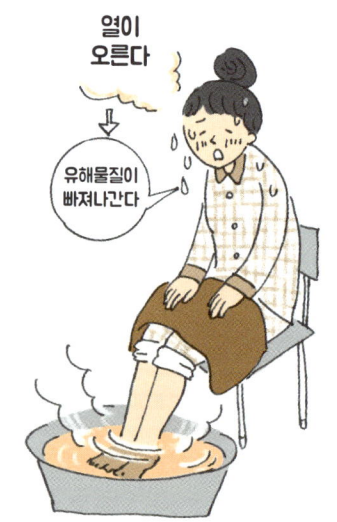

하반신을 단련하면
체온이 올라간다

건강한 사람의 이상적인 체온은 36.5~37℃ 정도입니다. 35℃대로 떨어지면 면역력이 약화되어 질병에도 더 잘 노출됩니다.

사람의 체온을 유지하는 열은 40%가 근육에서 생성됩니다. 그리고 근육의 70%는 하반신에 집중되어 있지요. 말하자면 하반신의 근육을 단련해 체온을 높여야 면역력이 강해지고 신진대사가 활발해져 이상적인 체형이 되며, 피부의 대사도 촉진되어 노화를 억제할 수 있다는 뜻입니다. 특히 넓적다리 근육에는 굵은 혈관이 지나기 때문에 넓적다리를 움직여 열을 생성하면, 외부의 열 자극(보온주머니 등)으로 작고 미세한 혈관을 따뜻하게 하는 것보다 한층 큰 효과가 있습니다. 하반신을 단련하면 건강과 젊음, 이상적인 체형을 한 번에 잡을 수 있다는 점, 꼭 기억하세요.

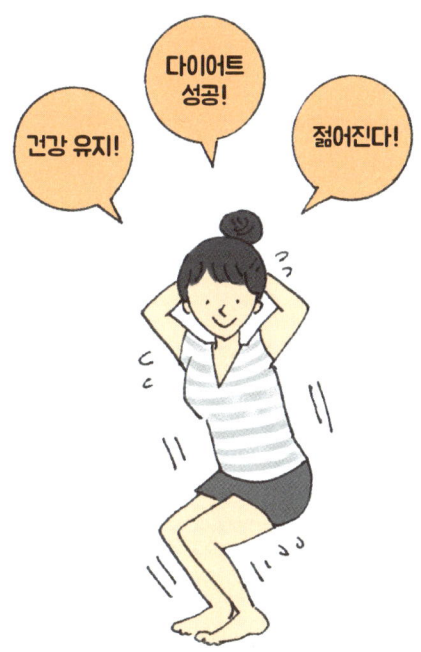

몸의 중심과 자세를 바로잡아 혈류를 개선한다

몸의 중심과 자세가 바로잡혀 있지 않으면, 골격이 틀어지고 다리 근육이 뻣뻣해지며 혈액과 림프액의 흐름이 나빠져 냉증이나 결림, 피로감을 유발하게 됩니다.

한편, 몸의 토대인 발바닥에 균형이 잡히면 골격의 틀어짐이 조정되고 발목에도 불필요한 힘이 들어가지 않습니다. 몸의 중심이 바로잡힌 상태이므로 발목 위 어느 부위에도 부담이나 무리가 가지 않습니다. 혈관이 압박되는 부위도 없어 혈액순환이 잘 이루어지고, 근육이 제 기능(가령 혈액을 심장으로 되돌려 보내는 종아리의 펌프기능)을 원활히 수행함으로써 발의 부기가 가라앉고 냉증도 개선되어 좋은 컨디션을 유지할 수 있습니다.

척추와 발바닥의 관계를 기억하자

사람의 척추는 옆에서 보면 S자 곡선을 그립니다. 자연스러운 S자 곡선은 우리가 일상생활을 하는 동안 취하는 자세나 행동에서 몸이 받는 압력을 효과적으로 흡수·분산해주지요. 그런데 이 곡선이 지나치게 완만하거나 휘는 등의 변형이 생기면, 경추나 요추의 비틀림을 초래할 뿐만 아니라 발에까지 영향을 미쳐 몸의 중심이 균형을 잃게 됩니다. 또한 걸을 때마다 발뒤꿈치에서 감당하는 압력이 다시 목까지 전해져 골격의 틀어짐이 더욱 심해집니다.

발바닥 안쪽의 아치는 척추 곡선과 닮은꼴이라고 합니다. 그 예로 평발(아치가 없는 발)인 사람은 척추 커브도 완만한 편입니다. 그래서 상반신의 무게가 허리에 실려 요통으로 고생하는 사람이 많다고 합니다. 냉증의 원인 중 하나인 자율신경의 불균형도 발과 척추의 균형과 밀접하게 연관되어 있습니다. 척추 주위에는 자율신경의 신경절이 자리하고 있으며 신경섬유로 연결되어 전신으로 뻗어 있습니다. 때문에 발바닥의 균형이 불안정해 척추가 휘어지거나 변형되면 그 주변의 근육과 신경이 긴장하게 되어 자율신경의 조절기능에도 문제가 생깁니다. 이는 다시 혈액순환에 영향을 미쳐 냉증을 유발하는 등 컨디션을 악화시키지요.

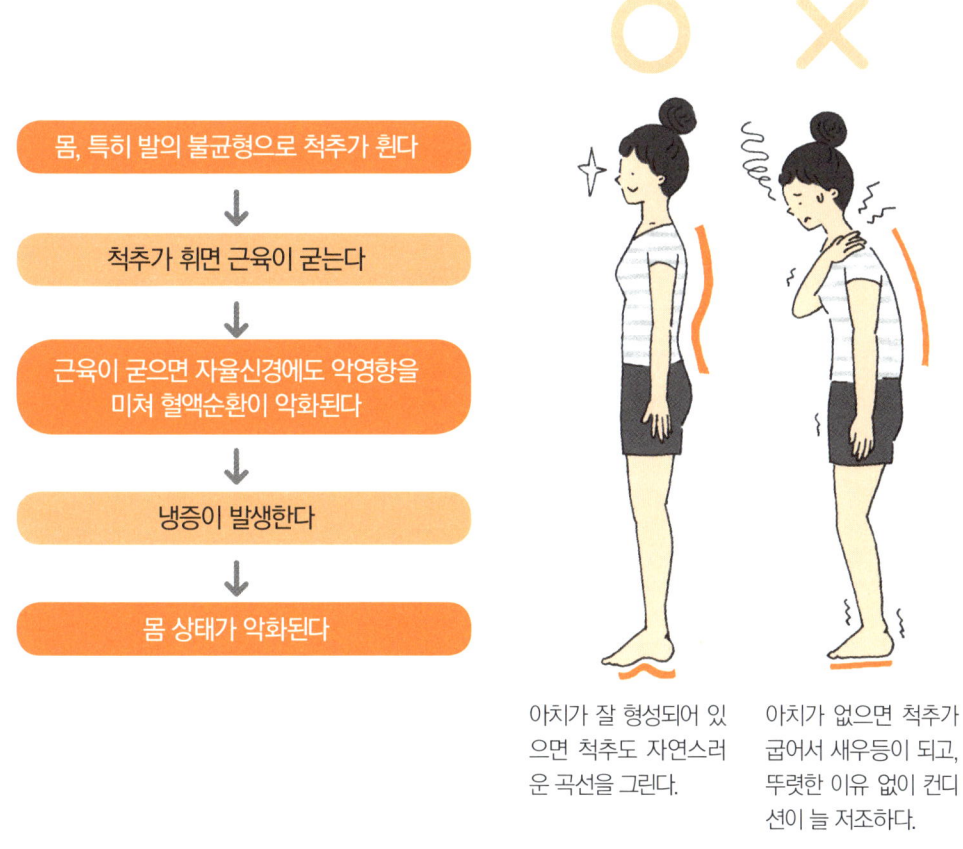

몸, 특히 발의 불균형으로 척추가 휜다

↓

척추가 휘면 근육이 굳는다

↓

근육이 굳으면 자율신경에도 악영향을 미쳐 혈액순환이 악화된다

↓

냉증이 발생한다

↓

몸 상태가 악화된다

아치가 잘 형성되어 있으면 척추도 자연스러운 곡선을 그린다.

아치가 없으면 척추가 굽어서 새우등이 되고, 뚜렷한 이유 없이 컨디션이 늘 저조하다.

몸의 균형을 체크해 보자

평소 신고 다니는 신발의 밑창을 살펴봅시다. 어느 한 방향만 많이 닳아 있다면 무게중심이 한쪽으로 치우쳐 있다는 뜻입니다. 이는 비단 발의 문제만이 아닙니다. 몸의 골격은 전체적으로 연동되어 있기 때문에, 발의 불균형은 전신의 불균형으로 이어집니다. 즉 골반의 위치가 달라지고 척추와 목이 휘어지는 등 몸의 여러 부위에 영향을 미칩니다.

근육이나 지방이 붙는 부위도 달라집니다. 몸의 중심이 비뚤어져 있으면 그것을 보완하고자 종아리 바깥쪽이나 넓적다리 옆에 살이 붙고 엉덩이가 커지는 등 하체의 군살이 잘 빠지지 않는 상태가 됩니다. 이런 상태에서는 아무리 열심히 족온을 해도, 중심이 잘 잡힌 상태에서 하는 것과 비교하면 효과가 떨어집니다.

이를 개선하려면 걸을 때나 서 있을 때 엄지발가락과 검지발가락 사이에 몸의 중심을 두도록 의식해야 합니다. 또한 밑창이 닳은 신발은 균형 잡기가 더 어려우므로 새 신발을 준비하는 것이 좋습니다. 중심을 의식해서 걸으려고 해도 익숙해진 신발을 신으면 무의식중에 잘못된 걸음걸이로 돌아가기 쉽습니다. 처음에는 생각만큼 잘 되지 않고 어색할 테지만, 몸의 중심이 기울어져 있다는 것을 자꾸 의식하면서 몸의 균형을 바로잡도록 노력해 보세요.

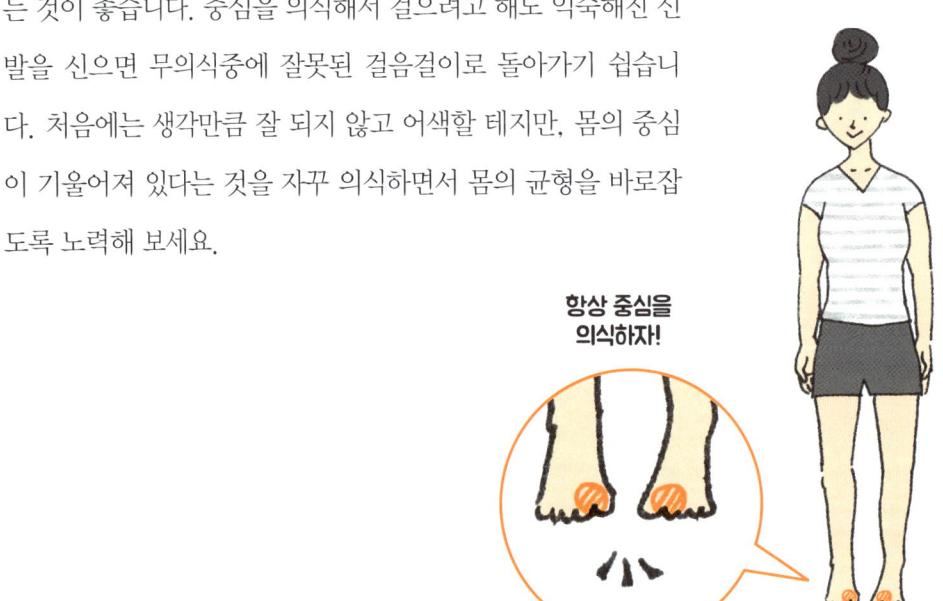

항상 중심을
의식하자!

신발 밑창의 모양으로 확인하는 몸의 균형

신발 밑창의 바깥쪽이 닳아 있다.	신발 밑창의 안쪽이 닳아 있다.	균등하게 닳아 있다.
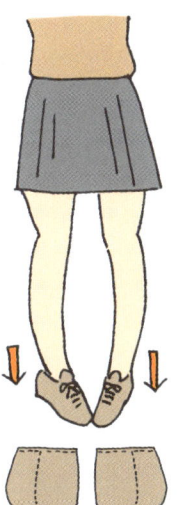	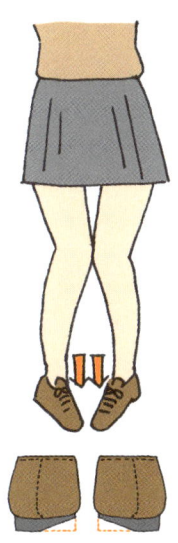	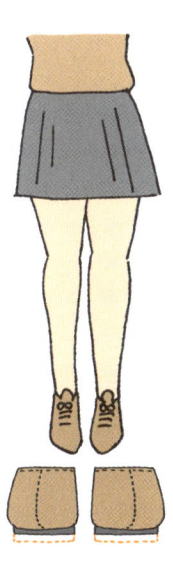
O형 다리	**X형 다리**	**이상적인 발**
무게중심이 발바닥의 바깥쪽으로 치우쳐 있는 상태다. 무릎 사이가 벌어져서 서로 맞닿지 않으며 O형 다리일 가능성이 있다(동양인은 좌식 생활 등의 영향으로 서양인에 비해 O형 다리가 많음).	무게중심이 발바닥 안쪽으로 쏠려 있는 상태다. 다리가 안쪽으로 휘어져 무릎끼리 맞닿아 있다.	무게중심이 어느 한쪽으로 틀어지지 않고 가운데에 잘 잡혀 있는 상태다.

틀어진 중심을 교정하는 방법

가장 흔하게 볼 수 있는 다리 형태인 O형 다리의 경우, 다음의 교정 방법을 통해 틀어진 중심을 잡아볼 수 있습니다. 발뒤꿈치를 붙이고 발의 각도를 45도로 벌리고 선 다음, 무릎을 구부립니다. 그 자세에서 다시 무릎이 맞닿도록 붙인 다음, 다리를 똑바로 펴는데 이때 무릎이 떨어지지 않도록 하고 엉덩이에도 힘을 주어 근육을 바짝 수축시킵니다.

근육 이완법(84쪽)을 실시한 뒤에 해주면 더욱 효과를 높일 수 있습니다. 몸이 틀어진 상태에서는 넓적다리와 같은 근육이 굳어 있기 때문에 뭉친 부분을 잘 풀어준 후 실시해야 골격이 이전의 상태로 되돌아가려는 것을 방지할 수 있습니다. 같은 O형 다리라도 상태에 따라서 다르지만, 하루 1~2회 매일 꾸준히 실시하다 보면 틀어진 중심을 점차 바르게 교정할 수 있습니다.

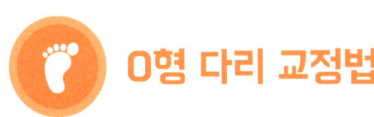

O형 다리 교정법

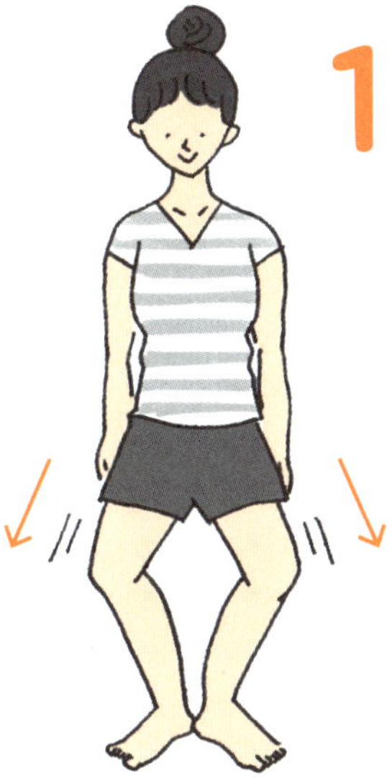

1 발뒤꿈치를 붙이고 발의 각도를 45도로 벌리고 선 다음, 그대로 무릎을 45도 정도 구부린다.

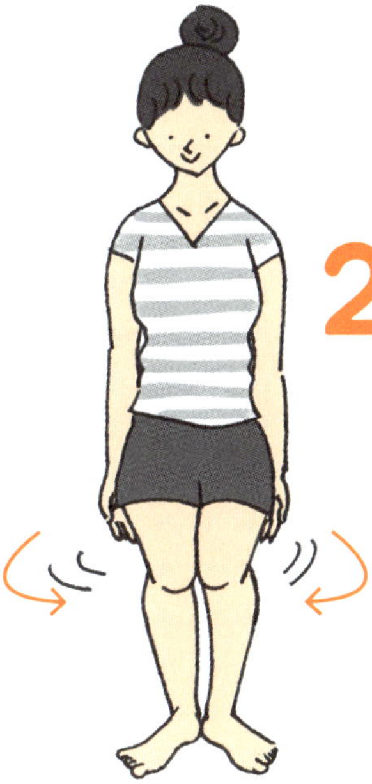

2 무릎을 구부린 상태에서 두 무릎을 붙인다.

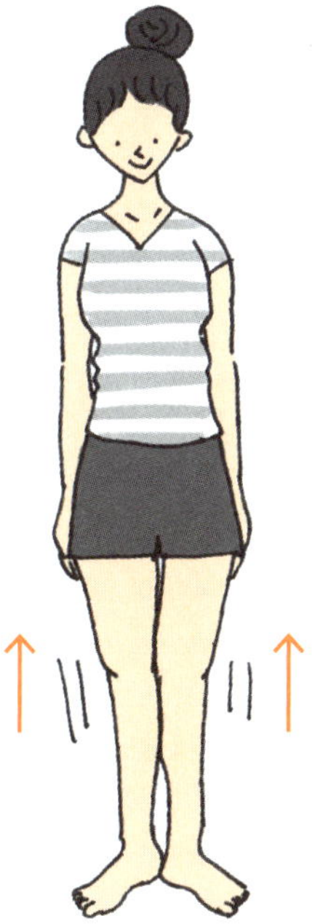

3 무릎이 떨어지지 않도록 주의하며 굽힌 무릎을 펴 몸을 똑바로 세운다. 하루 1~2회 실시한다.

발이 따뜻해지기 쉬운 발바닥을 만든다

발바닥에는 안쪽의 아치(내측 세로아치) 외에, 바깥쪽 아치(외측 세로아치)와 그 위쪽에 가로로 뻗은 또 하나의 아치(가로아치)가 있습니다. 이 3개의 아치가 모두 정상적인 커브를 그리면 발의 중심이 흔들리지 않고 혈액노 막힘없이 순환되어 발이 쉽게 따뜻해집니다.

그런데 이 아치의 형태가 무너져 있는 사람이 적잖이 있습니다. 이들 중 대다수는 발이 체중을 고르게 지탱하지 못함에 따라 혈액순환 문제를 안고 있거나 뜬 발가락, 평발, 무지외반증 등 발이 변형되는 증상을 가지고 있습니다. 이제부터 소개하는 체조는 발바닥의 균형을 바로잡는 체조입니다. 무리하지 않는 범위에서 꾸준히 실천한다면 발바닥 아치가 제대로 형성되어 균형을 찾고 혈액순환이 좋아져 발이 쉽게 따뜻해지는 체질로 변화할 수 있습니다. 평발이나 뜬 발가락 증상도 자연히 해소됩니다.

발바닥 아치

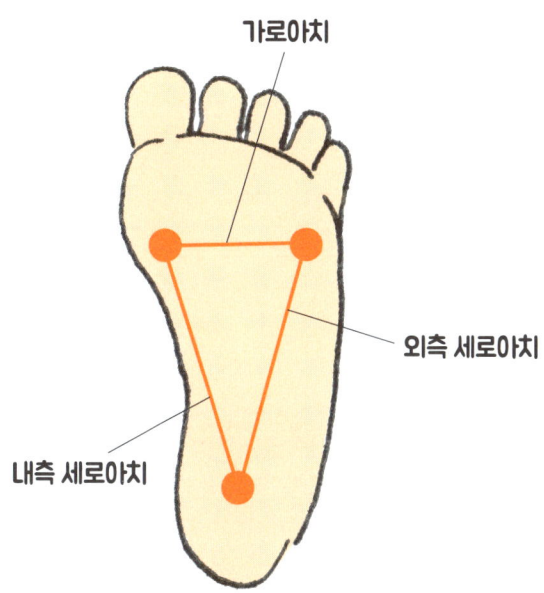

가로아치

외측 세로아치

내측 세로아치

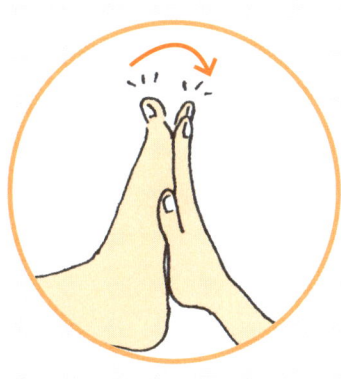

뜬 발가락 증상이란

뜬 발가락 증상이란 몸의 중심이 발뒤꿈치 쪽으로 치우쳐 있어 걸을 때 발가락이 뜨는 증상을 말한다. 발가락이 뜨는 사람은 목 주변의 뼈도 휘어져 있을 가능성도 있으며, 그로 인해 목이나 어깨 근육의 결림 증상이 동반되기도 한다.

뜬 발가락 구분법

손바닥을 펴서 발바닥에 댄다. 발가락을 구부려 손바닥에 닿게 하려 해도 닿지 않거나, 손바닥에 닿은 감촉을 거의 느낄 수 없다면 뜬 발가락 증상으로 판명할 수 있다.

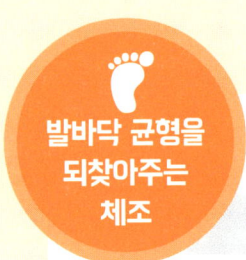

발바닥 균형을
되찾아주는
체조

발 아치 만들기

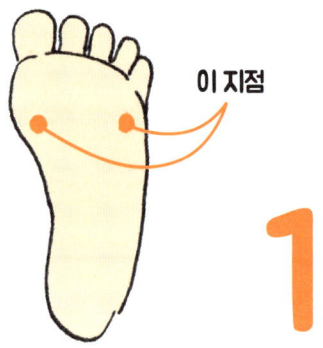

1 엄지발가락과 새끼발가락 뿌리부분
에서 각각 2cm 정도 내려와 뼈가 돌
출되어 있는 지점을 찾는다.

이 지점

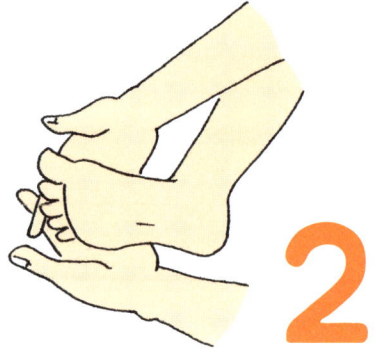

2 양손을 깍지 끼워 발등을 받친다.

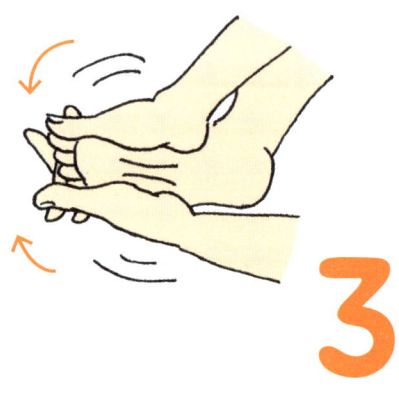

3 ①의 두 지점을 맞대듯이 양 손바닥
을 가운데로 모아서 아치를 만들고
10초간 그대로 유지한다.

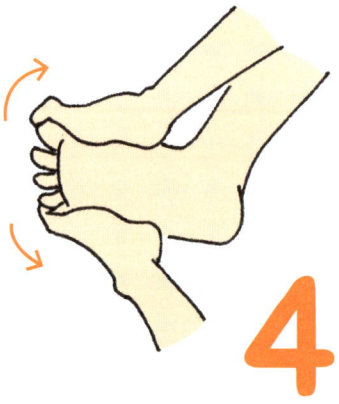

4 한 번 풀어주었다가 다시 곧바로
③의 아치를 만들어 10초간 유
지한다. 총 4회 반복한다.

발가락 펀치

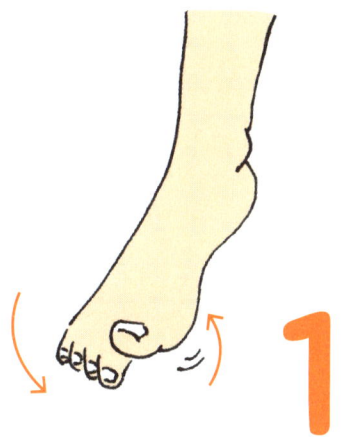
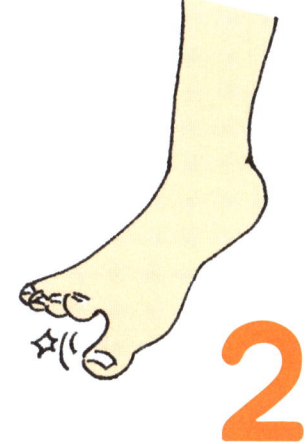

엄지발가락은 위로, 나머지 발가락은
아래로 움직여 엄지와 검지발가락 사
이를 최대한 벌린다.

엄지발가락과 검지발가락의 옆면이
강하게 마찰되도록(딱 소리가 나도
록) 비껴 내리친다. 하루 20회를 목표
로 실시한다.

POINT!

발가락을 힘 있게 움직여주면 지면을 정확히 디딜
수 있는 발을 만들어 균형을 되찾을 수 있다. 또한
발가락을 움직이면 종아리 근육도 사용되기 때문
에 부기도 해소된다.

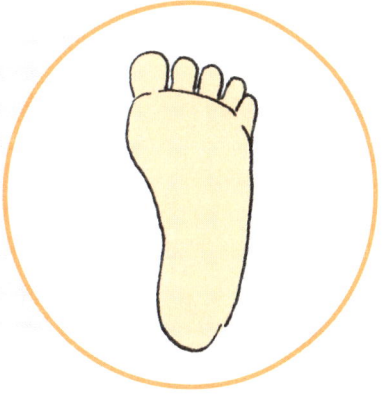

가위 바위 보

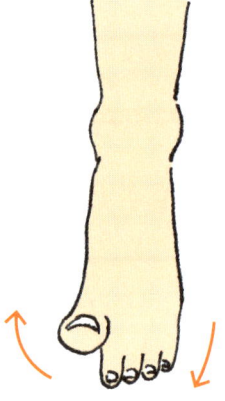 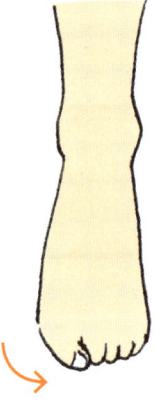 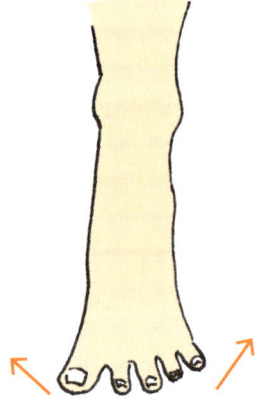

가위

엄지발가락을 위로 올리고 검지에서 새끼발가락까지 아래로 내려 가위 모양을 만들고 5초간 유지한다.

바위

발가락을 발바닥 쪽으로 둥글게 오므리고 5초간 유지한다.

보

다섯 개의 발가락 사이가 벌어지도록 힘주어 펴고 5초간 유지한다. 가위, 바위, 보를 5~10회 반복한다.

POINT!

가위, 바위, 보 모양을 만들기가 어렵다면, 발의 근육이 단단히 굳어 있거나 골격이 틀어져 움직임이 어려운 상태일 수 있다. 먼저 91쪽의 '발목 돌리기'로 근육과 관절을 풀어 보자. 발가락에 손가락을 끼워 넣고 손가락을 옆으로 벌렸다 놓았다 하는 동작을 반복하면 차츰 발가락이 펴져서 '보' 모양을 만들기 수월해진다.

틀어진 골격을 바로잡아 병을 예방한다

골격이 비뚤어지면 자세의 불균형이 일어나고 몸의 어딘가에 문제가 생길 수밖에 없습니다. 혈관과 신경이 압박되고 혈액순환에 장애가 생기며, 신경통과 같은 이상 증상이 나타나기도 합니다.

발의 무게중심이 한쪽으로 치우쳐 있으면 골반이 틀어지고 대칭이 무너집니다. 이때 발의 무게중심을 바로잡지 않은 채(평소 생활 습관을 고치지 않은 채) 골반만 교정하면, 금세 다시 틀어져 버립니다. 이러한 불균형은 족욕만 잘 해도 어느 정도는 맞출 수 있지만, 가장 바람직한 것은 문제를 정확히 파악해 근본적으로 몸을 변화시키는 것입니다.

그러려면 내 몸이 어떤 상태인가를 자세히 점검하고, 어떻게 교정해야 하는지를 알아야 하겠지요. 다음 쪽부터 소개하는 내용에 따라 자신의 골격 균형 상태를 점검해 보고, 뒤이어 나오는 교정 체조를 활용해 바른 몸을 만들어 봅시다.

당신의 뼈는 얼마나 틀어져 있나요?

Check 1

골반이 앞뒤로 무너져 있는지 확인하자!

벽과의 접촉 부위에 따라 골반의 틀어짐을 짐작할 수 있다.

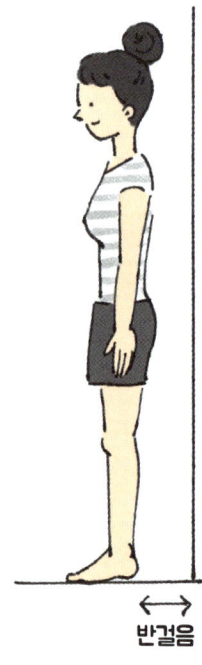

←→
반걸음

1 벽에서 반걸음 떨어진 곳에 평소 자세 그대로 벽을 등지고 선다.

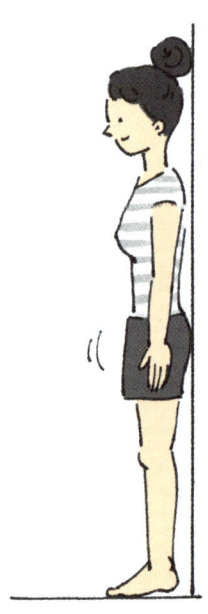

2 자세는 유지하되 등이 벽에 붙도록 뒤로 물러선다.

벽과의 접촉면

골반의 위치

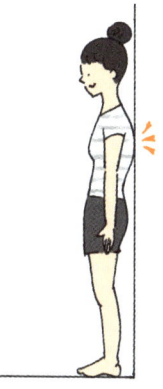

 등이 먼저 닿는다.

골반이 뒤로 기울어진 상태로, 허리가 굽은 새우등이다. 하체 비만에 엉덩이가 처져 있을 가능성이 있다.

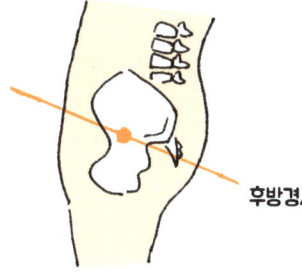

후방경사

 엉덩이가 먼저 닿는다.

골반이 앞으로 기울어진 상태다. 일명 오리궁둥이 체형이 여기에 속하며 허리가 상당히 휘어진 상태다. 배가 불룩 나와 있을 가능성이 있다.

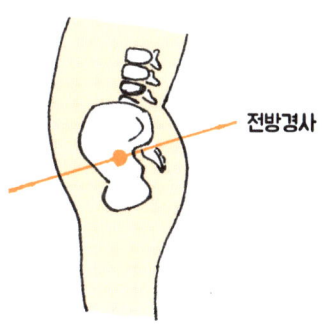

전방경사

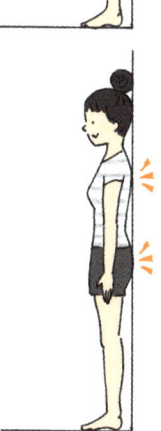

 거의 동시에 닿는다.

골반이 정상적인 위치에 있다.

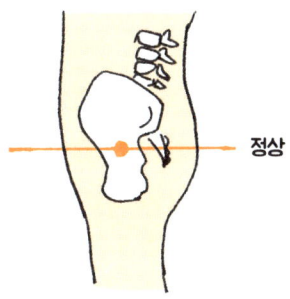

정상

2. 벽과 허리 간격은 어느 정도인가요?

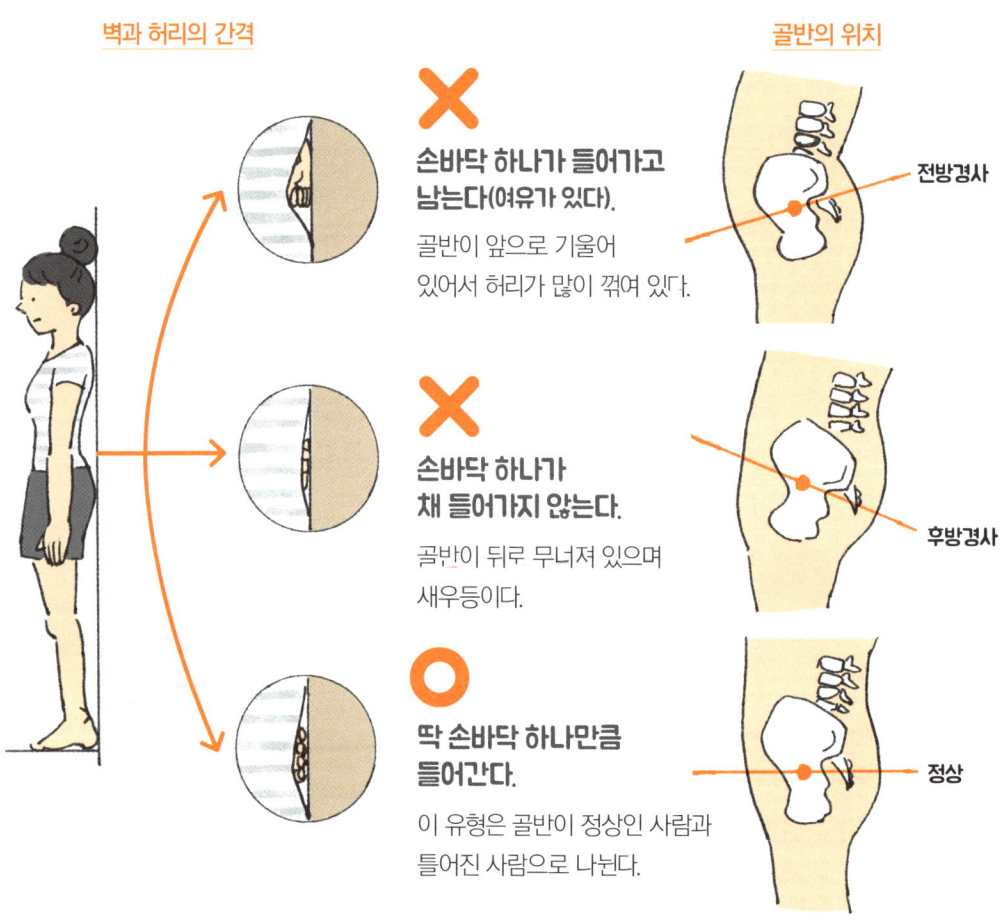

벽과 허리의 간격   골반의 위치

✕

손바닥 하나가 들어가고 남는다(여유가 있다).

골반이 앞으로 기울어 있어서 허리가 많이 꺾여 있다.

전방경사

✕

손바닥 하나가 채 들어가지 않는다.

골반이 뒤로 무너져 있으며 새우등이다.

후방경사

○

딱 손바닥 하나만큼 들어간다.

이 유형은 골반이 정상인 사람과 틀어진 사람으로 나뉜다.

정상

확인 결과가 마지막 세 번째와 같다면, 다음 두 가지 사항도 체크해 보자. 여기에 해당한다면 골반이 틀어져 있는 것이다.

양 어깨가 벽에 붙지 않았다

어깨가 앞으로 나와 안쪽으로 말려 있다. 움츠러 든 형태의 새우등이라고도 한다.

정면에서 보았을 때 좌우 어깨의 높이가 다르다

승모근(어깨, 목, 견갑골 주위에 있는 근육)과 광배근(견갑골의 아래부터 골반의 상부에 이르는 근육)이 한쪽으로 치우친 좌우 불균형 상태다.

결과가 X라면 이렇게 해결하세요

1 전방경사인 경우

엎드려 누운 자세에서 허리에 양손을 얹는다. 새끼손가락에 닿는 뼈(엉덩뼈)에서 바닥까지의 간격이 좌우 같은지 확인한다.

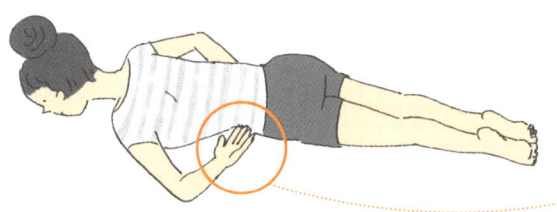
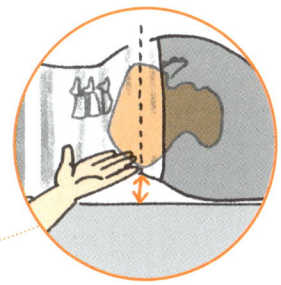

간격이 같을 때

수건을 말아서 좌우 엉덩뼈의 바로 밑에 하나씩 넣고 1~2분 정도 자세를 유지한다.

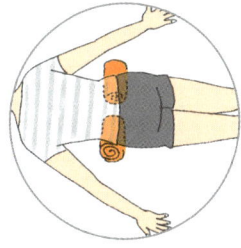

수건 마는 법

수건을 반으로 접고, 한 번 더 반으로 접어 둥글게 만다. 같은 크기로 2개를 준비한다.

간격이 다를 때

바닥까지의 간격이 좁은 쪽은 엉덩뼈 바로 밑에, 간격이 넓은 쪽은 조금 더 밑으로 내려온 지점(고관절 부근)에 수건을 말아 넣고 1~2분 정도 자세를 유지한다.

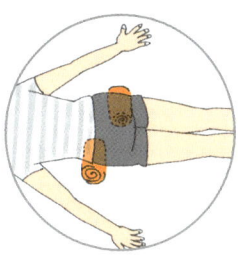

2 후방경사인 경우

수건 롤러 체조(135쪽)를 실시한다.

Check 2

골반의 좌우 높이가 같은지 확인하자!

골반이 좌우로 비뚤어지면 어깨 결림이나 척추의 틀어짐을
유발할 수 있다.

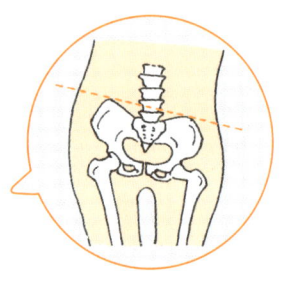

두 다리를 뻗고 앉은 상태에서 양발의 끝을 나란히 했을 때

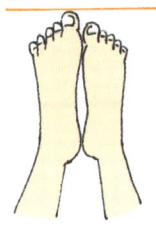 ✕ 한쪽 발끝이 높다.

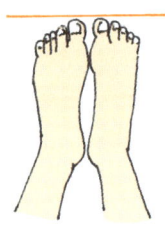 ○ 발끝의 높이가 같다.

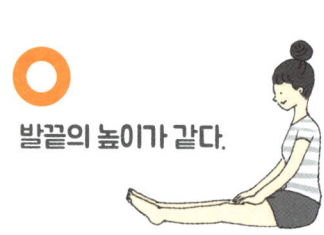

무릎을 꿇고 앉았을 때

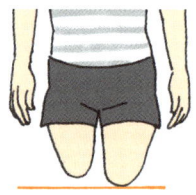 ✕ 한쪽 무릎이
앞으로 나온다.

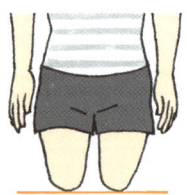 ○ 무릎이 가지런하다.

결과가 X라면 이렇게 해결하세요

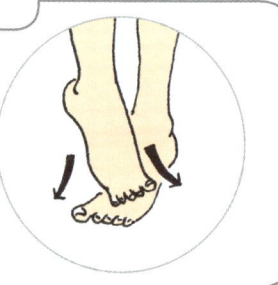

다리 펴기 체조(136쪽)를 한 다음 오른쪽 그림처럼 발끝이 낮거나 무릎
이 뒤로 간 발을, 발끝이 높거나 무릎이 앞으로 나온 쪽 발등 위에 올리
고 바닥 방향으로 5~10초간 꾹 눌러서 발등을 늘여주자. 하루 3회 실시
한다.

Check 3

골반의 벌어짐 상태를 확인하자!

골반이 지나치게 벌어져 있거나 닫혀 있으면,
위장 상태에 영향을 미친다.

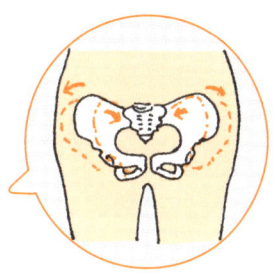

반듯이 누워서 발을 자연스럽게 뻗었을 때

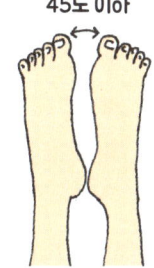
45도 이하

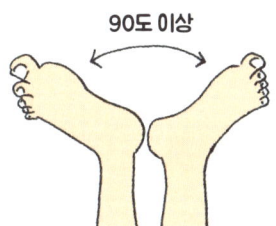
90도 이상

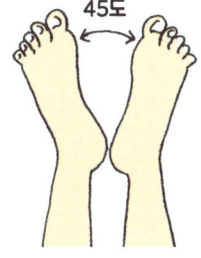
45도

 45도 이하 또는 90도 이상, 또는 한쪽만 벌어진다.

 45도 정도(90도까지는 괜찮다) 벌어진다.

결과가 X라면 이렇게 해결하세요

45도 이하일 때

골반이 과도하게 수축된 상태이므로 그림처럼 발이 맞닿도록 다리를 접고 10~15초간 유지해 고관절을 유연하게 한다.

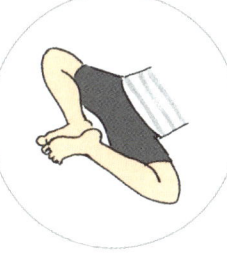

90도 이상일 때

골반이 과도하게 벌어진 상태이므로 한쪽 다리를 바깥쪽으로 접고 10~15초간 유지해 골반을 수축시킨다. 반대쪽도 똑같이 실시한다.

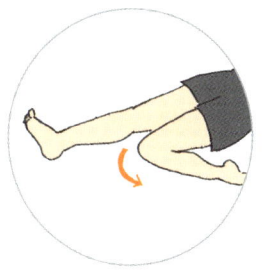

하루 1회 실시한 뒤 힙업 체조(137쪽)를 실시한다.
엉덩이 근육을 조였다가 풀어주기를 반복해 골반을 정상 위치로 되돌린다.

Check 4

척추가 휘어졌는지 확인하자!

척추가 비정상적으로 휘어지면 등과 어깨가 쉽게 뭉친다.

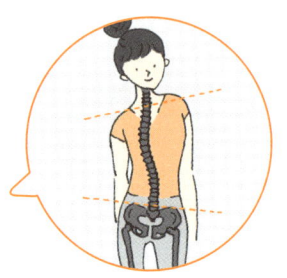

손을 똑바로 떨어뜨렸을 때

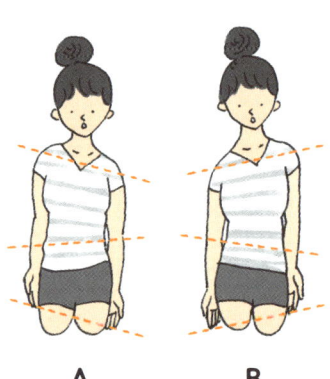

A   B

어깨높이, 바닥에 닿는 손의 높이, 허리선의 높이가 좌우 다르다.

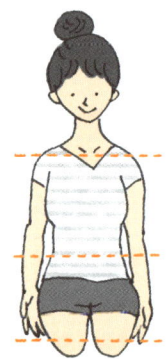

어깨높이, 바닥에 닿는 손의 높이, 허리선의 높이가 좌우 같다.

결과가 X라면 이렇게 해결하세요

A일 때

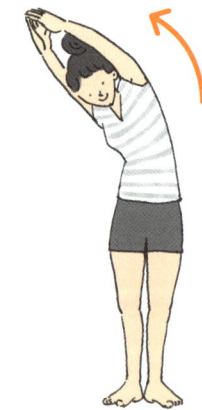

좌우 비교했을 때 바닥에 손이 닿은 쪽 옆구리를 그림과 같이 반대쪽으로 5초간 기울여서 늘인다. 이것을 하루 2회 실시한 뒤 물고기 헤엄 체조(138쪽)를 실시한다.

B일 때

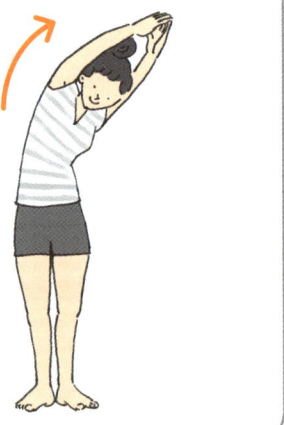

Check 5

어깨 · 견갑골 주위의 틀어짐을 확인하자!

사십견, 오십견, 위가 좋지 않을 때 체크해 보자.

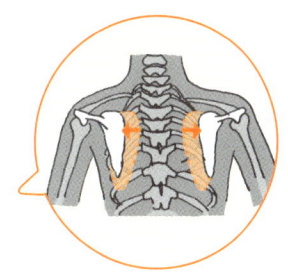

무릎을 꿇은 자세에서 만세를 했을 때

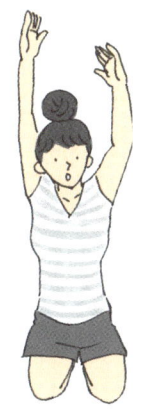
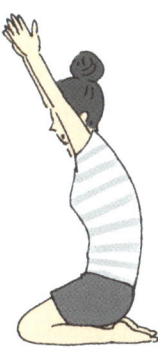

한쪽 손이 잘 올라 가지 않는다. 또는 손끝이 귀보다 앞으로 나와 있다.

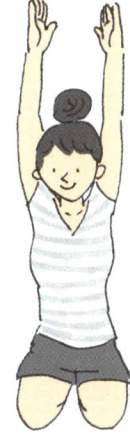

O

귀 뒤쪽으로 손이 똑바로 뻗어 있다.

결과가 X라면 이렇게 해결하세요

그림처럼 겨드랑이 앞뒤를 주물러서 견갑골 주변을 하루 1회 자극한다.
그런 다음 폼롤러 체조(139쪽)를 실시한다.

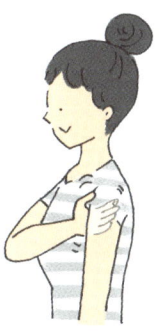

1

엄지를 제외한 네 손가락을 겨드랑이 밑에 넣고 엄지손가락으로는 그림에 해당하는 부위를 잡고 5~10초간 주물러서 뭉친 부분을 풀어준다.

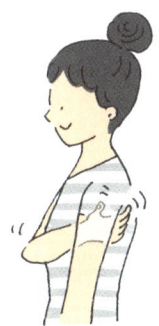

2

엄지손가락을 겨드랑이 밑에 넣고 나머지 네 손가락은 등 쪽으로 나오게 해 5~10초간 주물러서 뭉친 부분을 풀어준다.

비뚤어진 체형을 바로잡는
효과 만점 체조

다섯 가지 체크 항목에 따라 확인한 결과가 어떤가요?

재차 강조하지만 골격이 틀어진 부위가 있으면 혈액순환이 나빠질 수밖에 없습니다.

그러므로 순환이 잘되는 따뜻한 몸을 만들기 위해서는 이러한 신체 골격의 불균형을

바로잡는 것이 우선되어야 하겠습니다.

이제부터는 비뚤어진 체형을 바로잡는 데 효과적인 체조를 소개합니다.

반신욕이나 족욕을 한 후 발이 따뜻하고 근육이 부드럽게 이완된 상태에서 실시하는데,

하루 10분 정도면 충분합니다. 효과가 바로바로 나타나는 것은 아니지만,

어느 날 불현듯 "그러고 보니 요새 피로감이 덜하네." 하고

몸의 변화를 느낄 수 있을 것입니다. 차근차근 시도해 보세요.

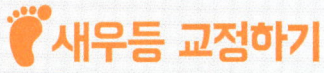 새우등 교정하기
수건 롤러 체조

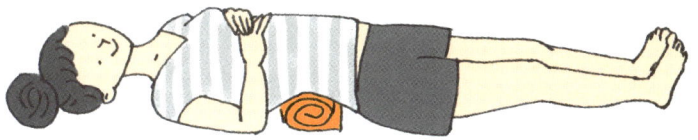

1 수건을 말아서 바닥에 놓고, 수건이 허리 아래에 놓이도록 하여 반듯이 눕는다. 천천히 심호흡을 하면서 3분간 자세를 유지한다.

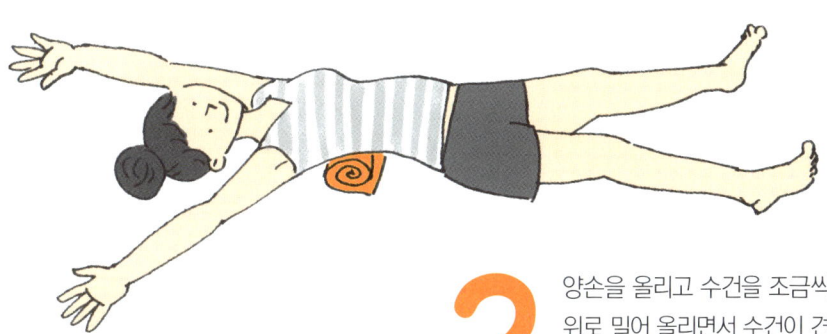

2 양손을 올리고 수건을 조금씩 위로 밀어 올리면서 수건이 견갑골 부위에 올 때까지 같은 방법으로 실시한다.

Check!

골반이 앞뒤로 무너져 있는지 확인(126쪽)한 후 실시한다. 골반이 앞으로 기울어진 사람이 수건을 허리 밑에 괴면 골반이 더욱 활처럼 휜다. 따라서 이때는 견갑골의 하부에서 견갑골 상부에 이르는 위치에 놓고 실시한다(새우등인 사람은 양손을 벌려 실시하는 것과 차이가 있음).

목표 횟수
하루 1회
부위별로 3분씩

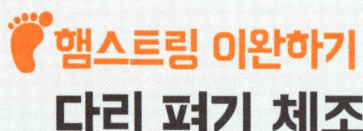
햄스트링 이완하기
다리 펴기 체조

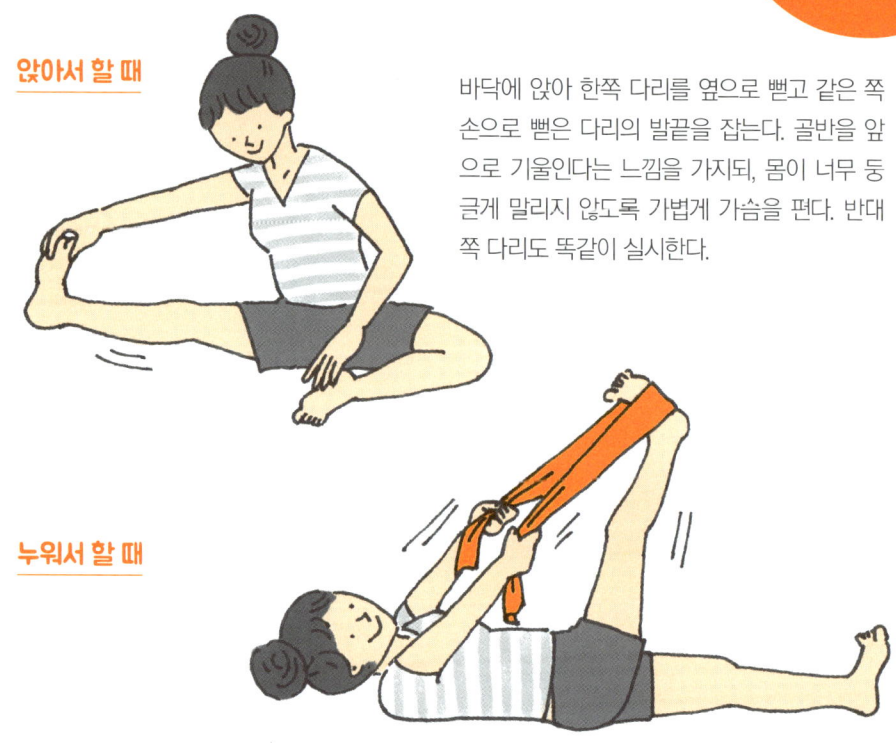

앉아서 할 때

바닥에 앉아 한쪽 다리를 옆으로 뻗고 같은 쪽 손으로 뻗은 다리의 발끝을 잡는다. 골반을 앞으로 기울인다는 느낌을 가지되, 몸이 너무 둥글게 말리지 않도록 가볍게 가슴을 편다. 반대쪽 다리도 똑같이 실시한다.

누워서 할 때

바르게 누워서 다리를 올리고 수건을 발바닥에 걸어서 양손으로 잡아당긴다.

Check!

반신욕이나 족욕 후에 실시하면 근육이 부드러워진 상태라 체조 효과를 더욱 높일 수 있으며, 누워서 실시하면 엉덩이까지 확실히 이완시킬 수 있다. 햄스트링을 이완하면 골반의 틀어짐에서 비롯되는 요통이 완화된다.

목표 횟수
하루 1회
10초

136

🦶 엉덩이 근육 조이기
힙업 체조

효과
엉덩이 탄력 강화,
햄스트링 강화,
척추·골반의 틀어짐 교정

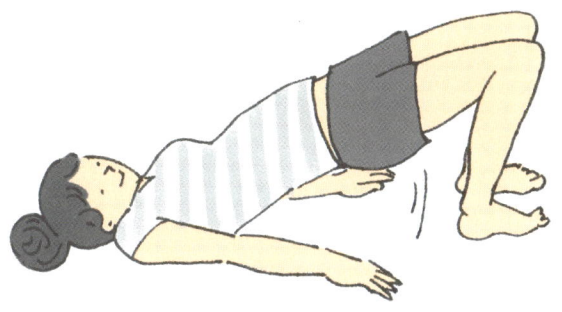

1 바르게 누워서 무릎을 세우고 숨을 천천히 내쉬면서 엉덩이부터 시작해 척추를 바닥에서 차례대로 하나씩 떼어내듯 들어 올린다.

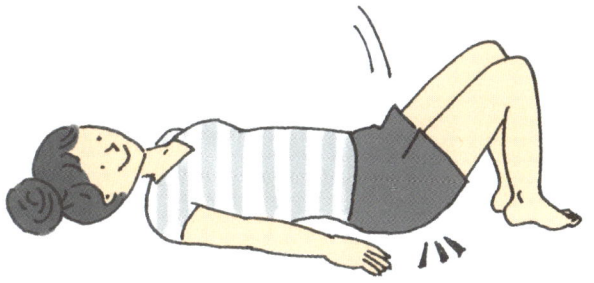

2 발을 앞으로 조금 민 다음 힘을 뺀 상태에서 엉덩이의 천골(척추의 가장 아래쪽에 위치하며 꼬리뼈 위에 있는 역삼각형 모양의 뼈)을 가볍게 바닥에 내려놓는다.

Check!
엉덩이에서 시작해 척추를 띄울 때는 어깨를 바닥에 붙인 상태에서 엉덩이 근육을 조이면서 어깨에서 무릎까지 일직선이 되도록 들어 올리자.

목표 횟수
하루 3회

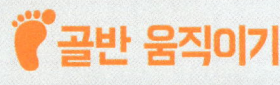
골반 움직이기
물고기 헤엄 체조

1 바르게 누운 자세에서 양손을 위로 뻗어 손바닥을 붙인다.

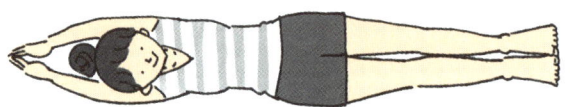

2 팔과 다리를 같은 방향으로 기울인다.

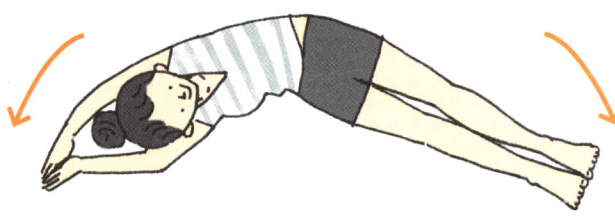

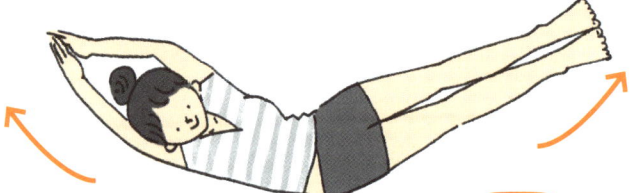

3 팔과 다리를 ②의 반대 방향으로 기울인다. ②, ③을 반복한다(물고기가 헤엄치는 자세).

Check!

족욕이나 반신욕을 한 뒤에는 몸이 이완되고 근육의 뭉침도 풀려 있는 상태이므로, 틀어진 부위를 교정하기 쉽다. 이 체조는 척추와 골반의 비대칭을 조정하고 근육을 스트레칭한다.

목표 횟수

첫 주는 매일 15회 실시,
2주째부터는 주 1회, 15회 실시

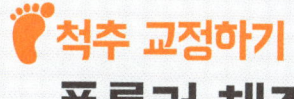 **척추 교정하기**
폼롤러 체조

효과

몸의 좌우 균형 개선,
틀어진 허리·골반 교정,
어깨·견갑골의 결림 완화,
하반신의 부종·냉증 완화,
다이어트 효과

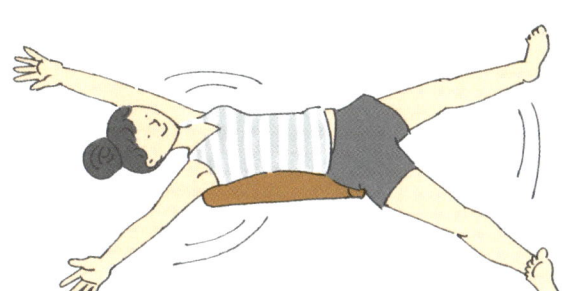

스트레칭 폼롤러를 세로로
놓고 그 위에 척추를 대고
똑바로 눕는다. 팔다리를 벌
렸다 오므렸다 반복한다.

위의 동작이 어렵다면……

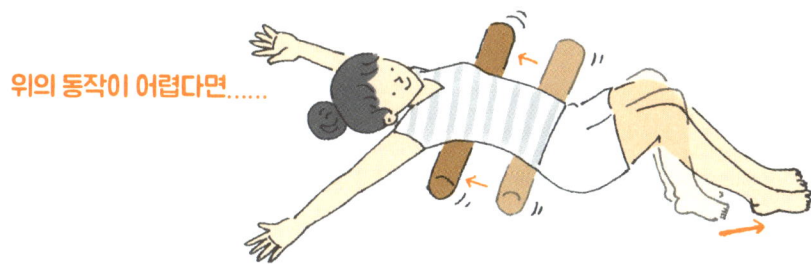

스트레칭 폼롤러를 가로로 놓고 똑바로 눕는다
(롤러는 허리에 위치). 양팔을 벌리고 발바닥을
바닥에 붙인 채 몸을 뻗는다. 엉덩이를 띄운 상
태에서 두 다리를 엉덩이 쪽으로 가져오면서 롤
러를 견갑골 방향으로 이동시킨다.

Check!

스트레칭 폼롤러를 사용하면
좌우 어느 한쪽으로 빠지지 않
게 하기 위해 몸의 균형을 맞추
는 힘이 필요하다. 좌우로 굴러
가지 않도록 균형을 잘 잡으면
서 실시한다.

목표 횟수
하루 5~10회

Column 3

먹으면 몸이 따뜻해진다

우리 몸을 따뜻하게 해주는 음식을 소개합니다.

음식의 음양과 몸의 관계

동양의학에서는 몸을 차게 하는 식품을 '음성식품', 몸을 따뜻하게 하는 식품을 '양성식품', 그 중간의 식품(몸의 균형을 유지해주는)을 '간성식품'이라 말합니다. 추운 지방에서 자라는 작물은 그 땅에 사는 사람들의 몸을 따뜻하게 만들어주어야 하므로 주로 양성이 많으며, 더운 지방에서 자라는 작물은 그 지방에 사는 사람의 몸을 식혀줄 필요가 있어서 음성이 많지요.

나의 추천 메뉴는 파! 몸이 따끈해져요.

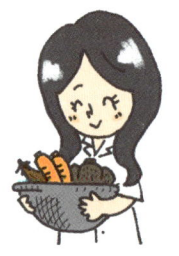

음식을 섭취할 때는 양성과 음성의 균형을 맞추는 것이 중요합니다. 채소가 건강에 좋다고 해서 생채소(음성)만 먹으면 몸이 차가워져서 결과적으로 허약한 체질이 될 수 있습니다. 아무리 좋다고 알려진 음식이라도 과잉 섭취를 하지 말고, 여러 가지 음식의 균형을 생각하며 섭취하는 것이 진정한 의미에서의 건강한 식사입니다.

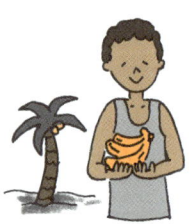
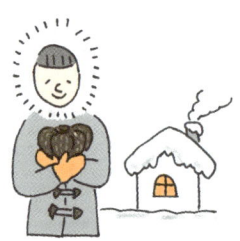

음성식품은 양성으로 변화시킬 수 있다

가지, 토마토, 양상추, 오이 등의 채소와 바나나, 사과, 멜론, 수박 등의 과일, 그 밖에 버섯과 산나물 등은 음성식품에 해당합니다. 참고로 음성식품이 몸을 차게 만드는 이유는 칼륨이 많이 함유되어 있기 때문입니다. 이러한 식품을 날것으로 먹으면 몸이 점점 차가워집니다.

그러나 칼륨은 열과 물에 약한 특성이 있어서 데치는 등의 조리를 하면 섭취량을 줄일 수 있습니다. 그러면 해당 식품의 영양소는 그대로 유지한 채 음성을 양성으로 바꾸어 몸을 따뜻하게 하는 음식으로 활용할 수 있습니다.

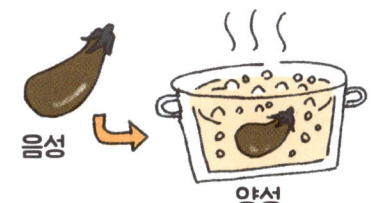

음성 → 양성

튼튼한 하체를 갖고 싶다면 양성식품인 뿌리채소를 추천

연근이나 우엉, 당근 등 땅속에서 자라는 뿌리채소는 조리해서 먹으면 몸을 따뜻하게 할 수 있습니다.

동양의학에서는 '상사(相似)이론'이라 하여, 지구상의 만물은 모양이 비슷하면 기능이나 작용도 비슷하다는 사고가 있습니다. 예를 들어 '인간의 뇌와 모양이 비슷한 호두를 먹으면 머리가 좋아진다.'와 같은 사고이지요. 사람의 하반신은 몸을 지탱해준다는 의미에서 식물의 '뿌리'에 해당한다고 여겨집니다. 하반신이 자주 냉해지는 사람은 냉증 개선을 위해서라도 뿌리채소를 적극적으로 섭취하는 것이 좋겠습니다.

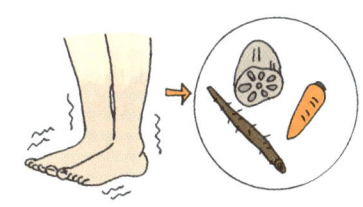

냉증이 있다면 주목! 몸이 따뜻해지는 음식

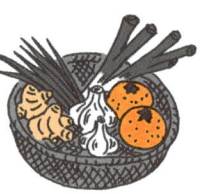

동양의학에서 냉한 체질을 개선하는 데 효과가 있다고 알려진 대표적인 양성식품을 소개합니다. 적절한 섭취로 몸을 따뜻하게 만들어 보세요.

생강	생강은 혈압을 높이고 땀이 나게 해 해열 작용을 한다. 감기에 걸렸을 때 추천. 말린 생강은 한방약재로도 사용되며 배(특히 위)를 따뜻하게 하고 싶을 때 효과가 좋다.
마늘	위를 따뜻하게 하는 작용이 있어 위암 예방 효과가 있다고 알려져 있다. 생마늘은 자극적일 수 있으므로 굽거나 볶는 등 열을 가해 조리할 것.
파	한기를 동반한 감기를 쫓아내는 효과가 있다. 기의 순환도 좋아진다. 대파를 짠 즙에 참기름을 조금 섞어 공복에 하루 2회 3일간 복용하면 냉증의 해소에 도움이 된다.
고추	신진대사 능력을 높이고 혈액순환을 촉진한다. 발한 작용을 통한 노폐물 배출 효과도 있다.
후추	냉증에서 비롯된 위의 통증과 설사 증상을 완화시키는 효과가 있다.
차조기	발한 작용을 하며 감기 기운이 있을 때 바이러스 등을 체외로 발산시키는 효과가 있다.
부추	위장을 따뜻하게 해준다. 기의 순환도 좋아진다.
귤	말린 귤껍질은 한방에서도 많이 사용되는 약재로 만병에 효과가 있다고 알려져 있다.

PART 4

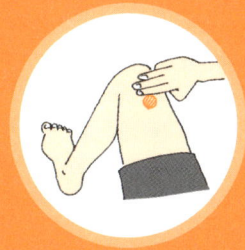

생기 있는 젊음도
족온에서 비롯된다

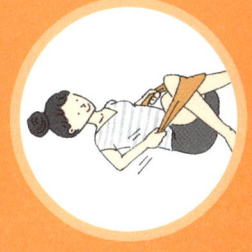

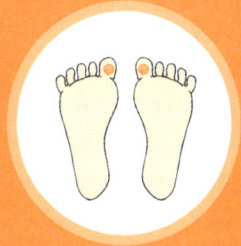

안티에이징의 열쇠는 발에 있다

"사람은 혈관과 함께 늙어간다."

캐나다의 저명한 의학자인 윌리엄 오슬러(William Osler)가 한 말입니다. 혈관의 노화는 전신의 노화를 부르는 원인이며, 그만큼 혈관의 건강이 '건강수명'과 연관이 깊다는 뜻이지요. 실제로 혈관이 건강하면 병에 잘 걸리지 않으며 장수하는 경향이 있습니다.

혈관 노화의 다른 이름은 '동맥경화'입니다. 동맥경화는 동맥이 좁아지고 딱딱하게 굳는 병입니다. 혈관에 생기는 병이다 보니 혈액이 산소와 영양소를 제대로 전달하지 못해 장기와 조직에 문제가 발생하기 쉽습니다. 혈관 자체도 탄력을 잃고 약해져서 쉽게 파열되므로 심근경색이나 협심증, 뇌경색·뇌출혈과 같은 뇌질환, 신장 질환 등의 직·간접적인 원인이 되기도 합니다. 그러므로 혈관은 노화되었지만 다른 곳은 아무 문제없이 건강하다는 말은 현실성이 떨어진다 하겠습니다.

혈관의 노화, 즉 동맥경화의 원인은 냉증, 운동 부족, 흡연, 고혈압, 스트레스, 대사증후군, 연령의 증가에 따른 혈액 오염 등을 꼽을 수 있습니다. 오염된 혈액은 농도가 짙어 걸쭉하고 끈적거리는 상태라 잘 흐르지 못합니다. 그 결과 혈관 내부에 노폐물과 나쁜 콜레스테롤 등 오염 물질이 계속해서 쌓이고, 종내에는 혈관이 단단하게 굳습니다.

혈액 오염은 암을 발생시키는 원인 중 하나로 알려져 있습니다. 오염된 혈액이 몸속을 돌면, 지나는 곳마다 몸이 반응하여 염증을 일으키기 시작합니다. 염증은 혈액의 흐름을 방해하고 혈액을 냉하게 만드는데, 그 결과 냉증과 염증이 반복적으로 발생해 면역력이 저하되고 결국 이상 세포인 암이 발병하는 것입니다. '모든 병은 혈액 오염에서 비롯된다.'는 말도 있듯이, 활력 넘치는 젊음을 유지하면서 장수하기 위해서는 혈액이 막힘없이 흐를 수 있는 건강한 혈관을 가지는 것이 중요하다는 뜻입니다.

그리고 발을 따뜻하게 해 발의 기능이 정상적으로 이루어지도록 하는 것이 혈액과 혈관의 건강을 지키는 비결이라 하겠습니다. 책의 앞부분에서도 언급했지만 발을 보면 몸과 마음의 문제를 알 수 있습니다. 그만큼 발은 몸 전체와 깊은 관계가 있으며, 발만 잘 관리해도 병을 모르는 강한 면역력과 항산화 효과를 기대할 수 있습니다. 안티에이징의 열쇠는 바로 발에 있다 해도 과언이 아닌 것이지요.

얼굴빛과 발바닥 색은 함께 간다!?

3만 명이 넘는 사람들의 발바닥을 관찰하면서 알게 된 사실 중 하나가 바로, 사람의 발바닥 색깔과 얼굴빛은 거의 같다는 것입니다. 발바닥 색이 좋지 않을 때는 어김없이 얼굴빛도 좋지 않지요.

발바닥과 얼굴의 색이 왜 같아지는가에 대해 의문을 갖는 분도 있을 텐데요. 그것은 사람의 몸(머리부터 발끝까지)은 무수히 많은 혈관(혈액)으로 연결되어 있기 때문입니다. 그리고 몸의 상태는 혈액에 반영됩니다. 예컨대 건강할 때는 선홍색 피가 막힘없이 흐르는 반면, 몸 상태가 나쁘면 노폐물과 독소가 정체되어 농도가 짙어지고 검붉은 색을 띠게 됩니다.

'상대의 안색을 살핀다.'는 말처럼 우리는 예로부터 얼굴빛을 보고 몸과 마음의 상태를 읽어왔는데, 발바닥의 색을 보고도 이를 가늠할 수 있습니다. 지금부터 발바닥 색에 따른 증상을 하나씩 살펴봅시다.

발바닥이 하얗다

얼굴과 마찬가지로 핏기가 없으면 발바닥도 창백하게 보입니다. 빈혈·저혈압 등 에너지가 부족하여 기력이 떨어지는 사람, 또는 발이 냉한 사람에게 자주 나타납니다. 혈액의 붉은색은 헤모글로빈의 색입니다. 붉은 기가 적다는 말은 헤모글로빈이 부족하기 때문이라고 볼 수도 있습니다. 창백한 상태가 너무 오래 지속된다면 몸이 보내는 이상 신호일지 모르므로 세심하게 살펴보는 것이 좋습니다.

발바닥이 붉다

흥분하면 얼굴이 빨개지듯이, 화가 나있거나 초조할 때 에너지가 과잉 발산되어 발바닥도 붉어집니다. 또 내장에 염증이 생겼을 때도 붉은 빛을 띠므로 주의해야 합니다.

발바닥이 보랏빛이다

울혈이 진 색입니다. 혈액과 림프액의 정체 등에 의해 혈액이 오염되었을 때 보랏빛을 띱니다. 혈관성 질환을 주의해야 합니다.

발바닥이 노랗다

수면 부족과 과로 등 일에 쫓기는 사람에게 종종 나타납니다. 노란색은 담즙이 혈액에 섞여서 나온 색깔입니다. 즉 누적된 피로로 간이 지치면서 해독 작용이 잘 이루어지지 못한다는 증거이지요. 담낭이나 담관이 막혀 있을 가능성도 있습니다.

발을 잘 관찰함으로써 몸이 보내는 신호를 그냥 지나치지 않도록 해야 합니다. 발바닥 색이 좋지 않은 경우도 족욕으로 관리할 수 있습니다. 꾸준한 족욕을 통해 몸이 정상 컨디션을 되찾게 되면 양쪽 발바닥이 연한 분홍빛을 띠고 반지르르한 윤기가 돕니다.

근육을 부드럽게 만들어 젊음을 되찾자

젊은 사람들은 비교적 근육량이 많고 유연하기 때문에 다소 몸을 혹사하더라도 건강을 위협할 만한 문제는 크게 생기지 않습니다. 그러다 나이가 들면서 점차 유연성이 떨어지고 근육량이 줄어들면, 몸이 굳고 골격도 탄탄히 지지하지 못하게 됩니다. 행동에 제약이 생길 뿐만 아니라 과도한 육체 활동을 하다가 부상을 입기도 쉽습니다.

여기에 만성적인 냉증은 근육을 더욱 경직시키기 때문에 노화를 가속화할 뿐만 아니라 관절통 등의 여러 증상을 유발하기도 합니다. 근육을 부드럽고 탄력 있는 상태로 유지하는 것이 중요한 이유가 이 때문입니다. 파트 1에서 이야기했듯이 근육은 열을 만들어내는 중요한 기능을 합니다. 그런데 근육이 줄거나 굳으면 생산되는 열 또한 줄어듭니다. 종아리의 펌프 기능도 충분히 수행할 수 없게 되지요. 게다가 근육은 혈액을 많이 포함하고 있는 만큼 냉증이나 노폐물의 영향을 크게 받습니다. '경직된 근육 → 열 생산 · 펌프 작용 등 근육의 기능 불량 → 혈액순환 악화 → 냉증 → 더욱 경직되는 근육'으로 이어지는 악순환에 빠지면 좀처럼 헤어나오기 어렵습니다.

이러한 상태를 개선하는 데 족온과 스트레칭만큼 좋은 것이 없습니다. 그중에서도 특히 추천하는 것이 햄스트링을 단련하는 스트레칭입니다. 햄스트링은 넓적다리 뒤쪽의 근육으로, 걷거나 달릴 때 매우 중요한 역할을 합니다. 그만큼 근육량도 많기 때문에 정기적으로 스트레칭을 해주어야 제 기능을 충분히 발휘할 수 있습니다. 습관처럼 햄스트링 스트레칭을 꾸준히 실시하면 따뜻하고 신선한 혈액이 항시 순환되어 근육이 굳는 것을 예방할 수 있습니다. 근육을 부드럽게 유지하는 것은 근육의 노화를 늦추는 것이라는 점, 잊지 마세요.

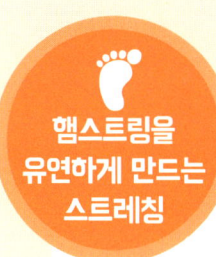

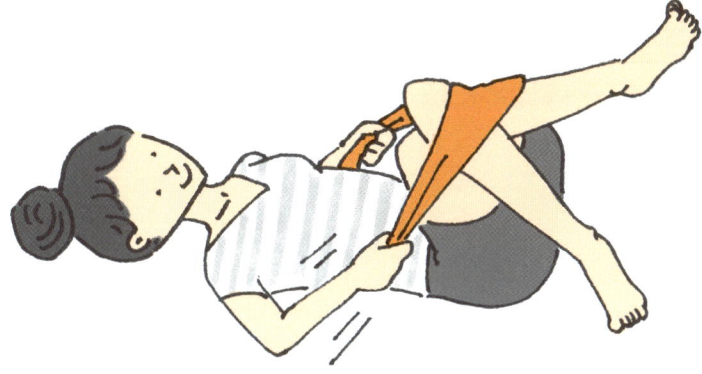

1

바르게 누워서 두 다리를 올려 교차
시킨다. 손으로 수건의 양끝을 잡고
무릎 아래로 수건을 걸친다.

2

배 앞쪽으로 양손을 당겼다가 10초
정도 자세를 유지한 후 풀어준다.
교차시킨 다리의 위치를 바꿔 같은
방법으로 실시한다.

햄스트링이란?

넓적다리 뒤쪽에 있는 대퇴이두근, 반막양근,
반건양근과 무릎관절의 대퇴이두근 단두를
아우르는 4개의 근육을 가리킨다. 햄스트링
이 굳으면 골반이 틀어져서 다리가 O형으로
변형되기도 한다.

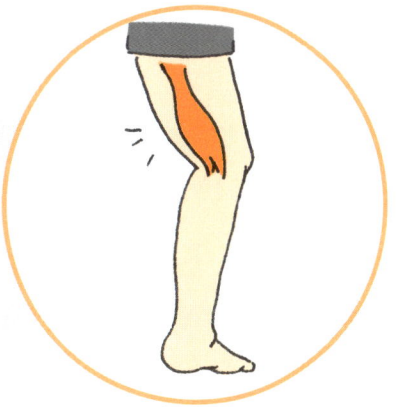

적은 머리숱, 탈모의 진행도 족온으로 개선하자

혈액순환과 신진대사의 부진이 지속되면, 머리카락의 재생과 생성에 필요한 영양소가 두피와 머리카락으로 제대로 전달되지 못합니다. 두피의 피지도 과다 분비되어 모공을 가로막음으로써 머릿결이 푸석해지거나 숱이 줄고, 탈모가 진행되기도 합니다.

탈모 증상이 있다면, 약용샴푸의 사용이나 두피 케어로 관리하는 등의 대처 외에도, 발을 따뜻하게 해 혈액순환을 촉진하는 것이 필요합니다. 족온과 두피 마사지를 병행하면 머리의 혈류가 좋아져서 탈모의 진행을 막을 수 있습니다.

마사지 방법은 매우 간단합니다. 이마의 헤어라인에 다섯 손가락을 대고 시원함을 느낄 정도로 힘을 가하면 되는데, 헤어라인→정수리→후두부로 손을 미끄러뜨리면서 나갑니다. 이것을 5회 반복합니다. 두피 마사지를 하면 얼굴 리프팅 효과까지 얻을 수 있습니다. 젊을 때는 얼굴 표정을 지으면 전두엽(이마 바로 위부터 정수리 부근에 이르는 뇌조직) 부분의 두피가 함께 움직여 이마 주름이 잘 생기지 않지만, 나이가 들수록 전두엽에서 정수리에 걸친

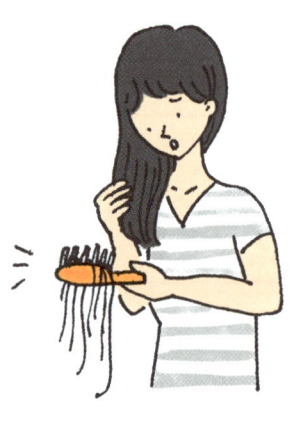

부위의 두피가 굳어버리기 때문에 얼굴 근육의 움직임에 맞추어 두피가 움직이지 않습니다. 때문에 이마만 위로 올라가게 되니 주름이 지고 얼굴이 처지지요. 이러한 원리를 역이용해 두피의 혈액순환을 개선함으로써 모발과 얼굴에 안티에이징 효과를 주는 것입니다. 족욕·반신욕을 하면서 함께 병행해 보세요.

5살 어려지는 발바닥 지압

지압으로 우리 몸의 혈(반사구)을 자극하면 신경을 거쳐 뇌로 신호가 전달되고, 시상하부라는 곳에서 그것을 받아들입니다. 시상하부는 혈류와 체온, 대사와 호르몬의 균형, 소화와 호흡 등 여러 가지를 조절하는 기관으로, 자극을 통해 전달받은 내용을 정리하여 상응하는 장기나 기관에 지령을 내립니다.

발에는 다양한 혈이 있으며, 각각의 혈자리를 자극하여 얻을 수 있는 효능도 광범위합니다. 이번 파트의 주제이기도 한 노화 억제의 효능을 지닌 혈도 여러 가지가 있지요. 젊음을 되찾아주는 데 도움이 되는 혈은 대부분 호르몬 분비를 촉진하는 작용과 깊은 관련이 있습니다. 그중에서도 특히 효과가 높은 혈을 소개합니다.

• 뇌하수체혈

양발 엄지발가락의 한가운데 있는 혈입니다. 기미, 주름, 비만, 흰머리 등의 노화 증상을 개선할 수 있습니다. 뇌하수체에서 분비되는 성장호르몬은 세포의 성장을 돕는 동시에 조직을 재생하는 기능이 있어서 젊음을 유지하는 데 중요한 작용을 합니다. 또한 피부의 생기와 탄력을 높여주는 콜라겐·엘라스틴, 피부를 촉촉하게 만들어주는 히알루론산을 생성하는 섬유아세포를 증가시키는 작용도 있습니다.

안티에이징 포인트

성장호르몬은 수면 중에 다량 분비되므로 잠들기 30분 전에 지압한다.

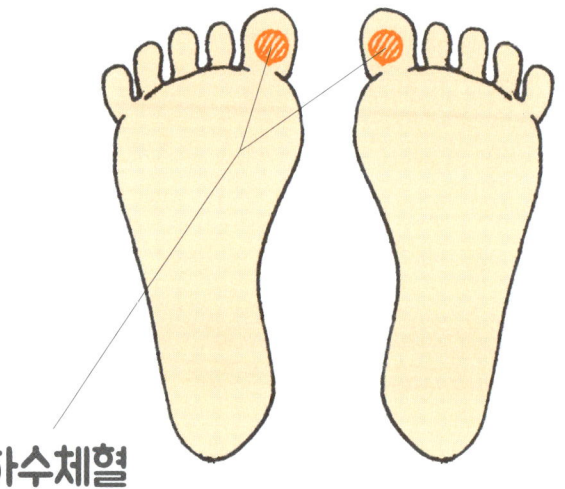

뇌하수체혈

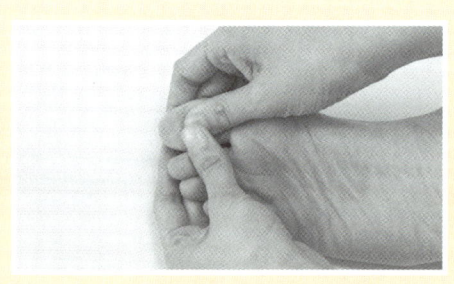

양손 엄지손가락을 포개어 혈에 대고 입으로 숨을 천천히 내쉬면서 3초에 걸쳐 조금씩 힘을 더하며 누른다. 다시 3초간 코로 숨을 들이쉬면서 서서히 힘을 뺀다. 좌우 10회씩 하루 3번 지압한다.

• 간장혈

오른쪽 새끼발가락과 약지발가락의 연장선상에 있는 혈. 젊음을 유지하는 데 꼭 필요한 혈로 알려져 있습니다. 뇌하수체에서 분비된 성장호르몬은 혈액 속에서 활성도를 오래 유지할 수 없기 때문에 '성장인자'라는 것으로 변환되어 효력을 유지하는데, 그 전환을 담당하는 것이 간입니다. 젊음의 원천을 몸속에 많이 남겨 두려면 이 혈을 지압해 간의 기능을 다스려야 합니다.

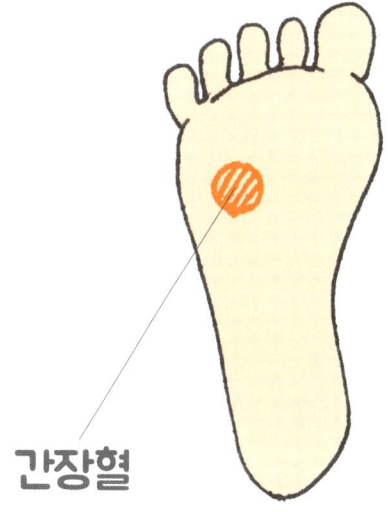

안티에이징 포인트

간장혈 또한 성장호르몬과 관계된 혈이다. 뇌하수체혈과 함께 자극하면 높은 항산화 효과를 볼 수 있다.

간장혈

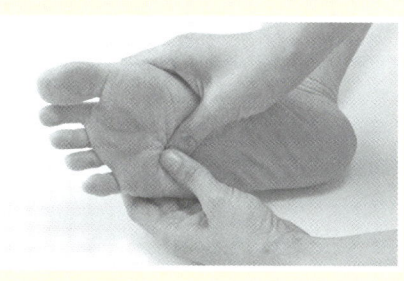

양손 엄지손가락을 포개어 혈에 대고 입으로 숨을 천천히 내쉬면서 3초에 걸쳐 조금씩 힘을 더하며 누른다. 다시 3초간 코로 숨을 들이쉬면서 서서히 힘을 뺀다. 좌우 10회씩 하루 3번 지압한다.

• 삼음교

두 다리의 안쪽 복사뼈에서 손가락 4개 넓이만큼 올라간 곳에 위치. 여성호르몬을 활성화시키는 작용을 함으로써 냉증과 부종, 생리통, 생리불순 등의 부인과 질환, 갱년기 장애 증상의 완화 효과를 발휘합니다.

안티에이징 포인트

여성호르몬을 활성화시킴으로써 여드름 등 피부 트러블이 완화되고 피부가 매끄러워진다. 동안 피부를 만들고, 바스트 업의 효과도 볼 수 있다.

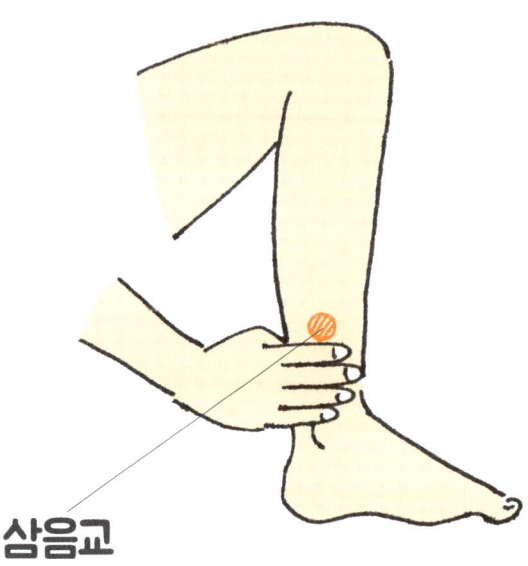

삼음교

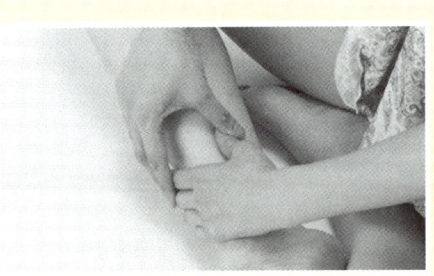

양손 엄지손가락을 포개어 혈에 대고 입으로 숨을 천천히 내쉬면서 3초에 걸쳐 조금씩 힘을 더하며 누른다. 다시 3초간 코로 숨을 들이쉬면서 서서히 힘을 뺀다. 좌우 10회씩 하루 3번 지압한다.

• 혈해

양 무릎 안쪽의 쏙 들어간 부위에서 손가락 3개 넓이만큼 올라간 곳에 위치. 삼음교혈과 마찬가지로 아름다움을 유지하는 원천인 여성호르몬을 활성화시키는 효과가 있습니다.

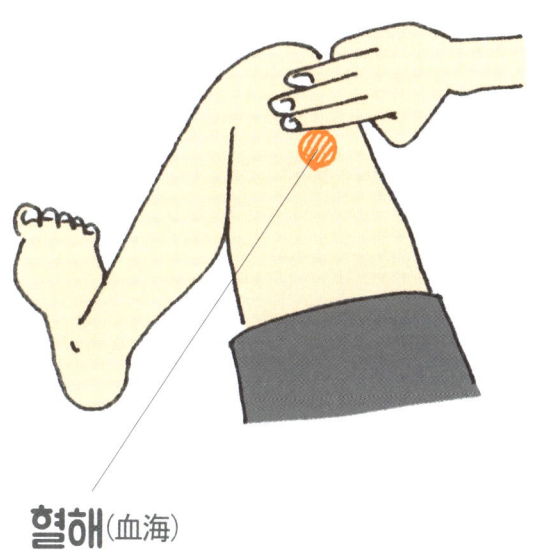

혈해(血海)

안티에이징 포인트

여성호르몬이 활성화되면서 히알루론산과 콜라겐의 생성을 촉진해 피부에 생기와 수분, 광택을 더하고 피부 처짐을 방지한다.

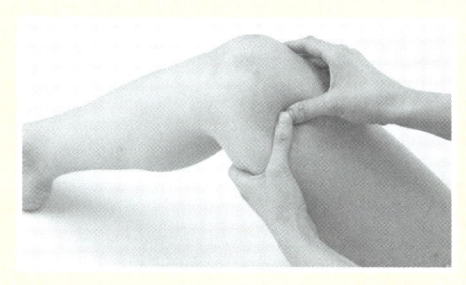

양손 엄지손가락을 포개어 혈에 대고 입으로 숨을 천천히 내쉬면서 3초에 걸쳐 조금씩 힘을 더하며 누른다. 다시 3초간 코로 숨을 들이쉬면서 서서히 힘을 뺀다. 좌우 10회씩 하루 3번 지압한다.

● 갑상선혈

양쪽 엄지발가락 바로 아래 튀어나
온 부분에 위치. 갑상선은 지방과 당
분을 연소시켜 에너지로 전환하는 신
진대사에 작용하므로 갑상선 기능이
활빌해지면 활력과 젊음을 유지할 수
있습니다. 또 신체 발달과 뇌의 활성
화, 뼈의 형성에 관여하는 혈중 칼슘
농도를 조정하고, 혈중 콜레스테롤
수치를 떨어뜨리는 작용이 있습니다.

안티에이징 포인트

갑상선 기능이 향상되면 쉽게
피로해지지 않는다. 주름이 잘
생기지 않으며, 피부 트러블
예방 효과도 있다.

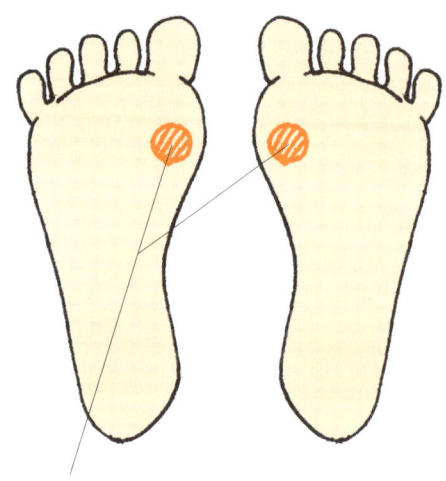

갑상선혈

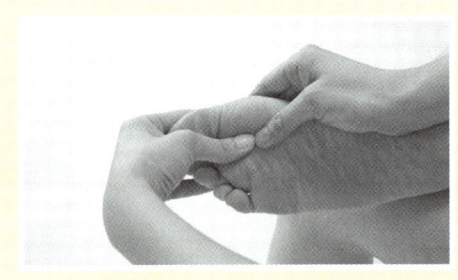

양손 엄지손가락을 포개어 혈에 대고 입으로
숨을 천천히 내쉬면서 3초에 걸쳐 조금씩 힘
을 더하며 누른다. 다시 3초간 코로 숨을 들
이쉬면서 서서히 힘을 뺀다. 좌우 10회씩 하
루 3번 지압한다.

• 생식기혈

양쪽 발뒤꿈치에 자리한 생식기혈은
남녀를 불문하고 젊어지게 하는 효과
가 있습니다. 생식기혈이 있는 뒤꿈
치는 몸의 이상 증상에 따른 반응이
즉각 나타나는 부위이기도 합니다.
혈뿐만 아니라 발뒤꿈치 전체를 꾸준
히 지압해주면 혈액순환이 좋아져서
각질에서 해방된 매끈한 뒤꿈치를 만
들 수 있습니다. 배와 엉덩이의 냉기
도 개선되지요.

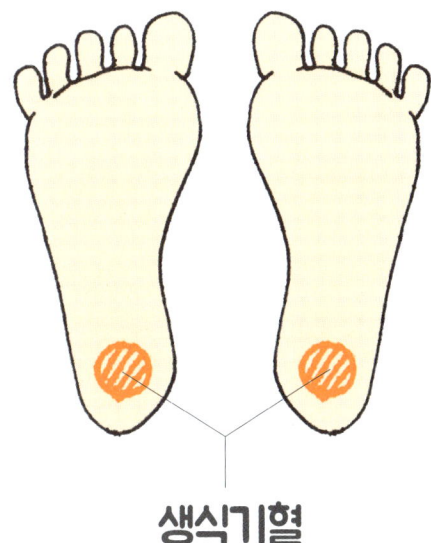

안티에이징 포인트

나이가 들면서 감퇴하기 쉬운
생식기능이 회복되고 정력이
증강된다.

생식기혈

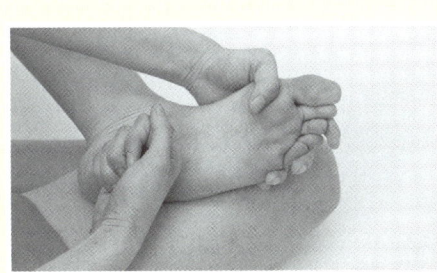

천천히 호흡을 정돈하고(숨을 입으로 내쉬고
코로 들이쉰다) 주먹을 쥔 손으로 약 10초(30
회) 동안 혈을 때린다. 하루 3번 실시한다.

• 축빈

안쪽 복사뼈에서 무릎 뒤로 이어지는 선을 3등분해 아래로부터 3분의 1에 해당하는 부위(복사뼈 안쪽에서 손가락 5개 넓이만큼 올라가서, 다시 종아리 쪽으로 손가락 1개만큼 간 자리)에 위치. 냉증 개선에 즉효가 있어 잘 활용하면 큰 효과를 볼 수 있는 귀한 혈자리입니다. 하반신의 혈액순환을 좋게 하고 해독 작용을 돕습니다. 냉증과 부종, 피로, 쥐(근육 경련), 정력 감퇴 등에 효과가 좋습니다.

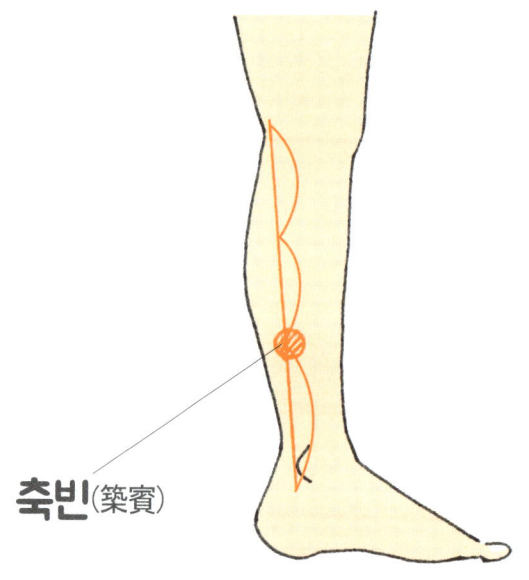

안티에이징 포인트

몸의 신진대사를 촉진해 피부를 맑고 깨끗하게 해준다. 미백 효과가 있으며 기미와 색소 침착을 예방한다.

축빈(築賓)

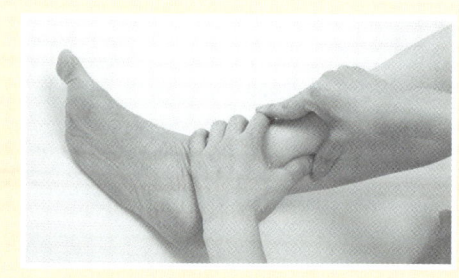

양손 엄지손가락을 포개어 혈에 대고 입으로 숨을 천천히 내쉬면서 3초에 걸쳐 조금씩 힘을 더하며 누른다. 다시 3초간 코로 숨을 들이쉬면서 서서히 힘을 뺀다. 좌우 10회씩 하루 3번 지압한다. 아프면서도 시원하게 느껴지는 강도로 누르는 것이 요령.

족삼리

바깥쪽 무릎에서 손가락 4개 넓이만큼 아래의 움푹진 곳이 족삼리혈. 피로 회복 효과가 있으며 기를 보강하는 데도 안성맞춤입니다. 위장이 편안하게 다스려져 장내 환경이 좋아짐에 따라 노화 억제 효과가 높아집니다. 디톡스, 면역력 향상, 신진대사 촉진, 부종 개선, 질병 예방 및 항산화 요소를 겸비하고 있어서 만능혈이라고 불립니다.

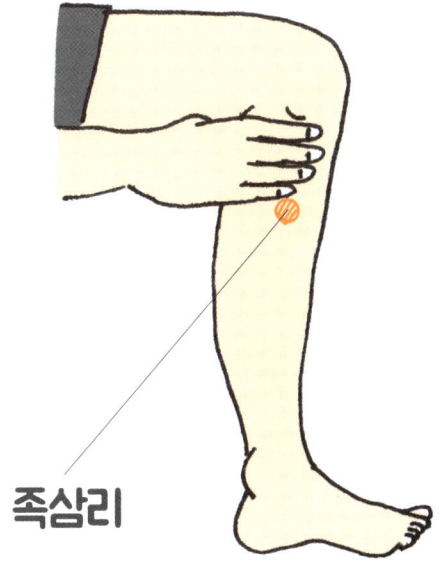

안티에이징 포인트

장의 상태를 다스릴 뿐 아니라 거칠어진 피부와 여드름을 치유하고 기미와 주름을 예방한다.

족삼리

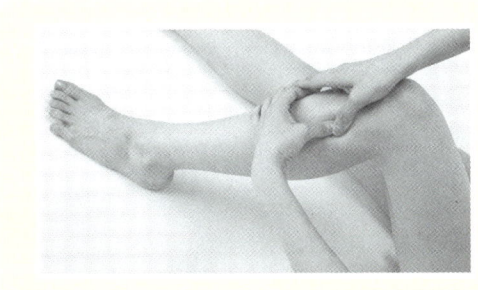

무릎을 세우고 안쪽으로 조금 기울인다. 양손 엄지손가락을 포개어 혈에 대고 입으로 숨을 천천히 내쉬면서 3초에 걸쳐 조금씩 힘을 더하며 누른다. 다시 3초간 코로 숨을 들이쉬면서 서서히 힘을 뺀다. 좌우 10회씩 하루 3번 지압한다.

● 족심

발바닥의 한가운데 있는 혈이 족심입니다. 이곳을 누르면 신장의 기능이 활발해져서 체내 수분량을 조절해 주기 때문에 물살이나 부종에 효과가 있습니다. 잘 붓는 체질이라 얼굴이나 몸이 땡땡해지는 사람에게 특히 추천합니다.

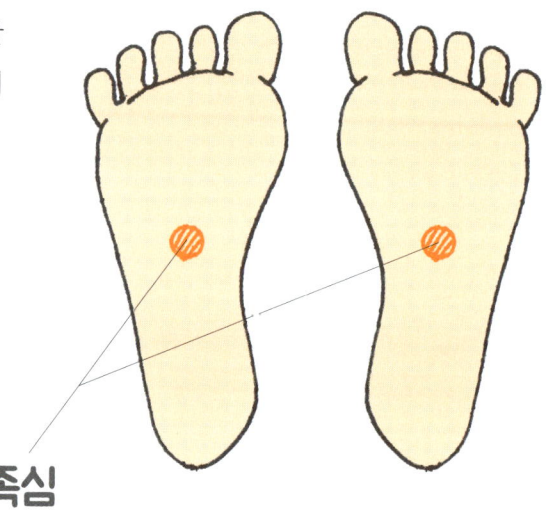

안티에이징 포인트

신장의 기능이 활성화되어
부기가 빠짐으로써
얼굴이 작아지는 효과를
기대할 수 있다.

족심

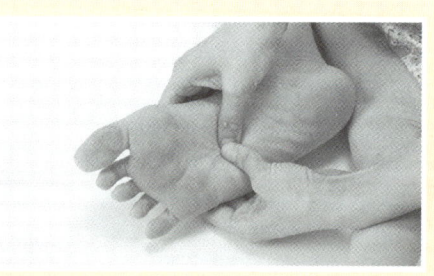

양손 엄지손가락을 포개어 혈에 대고 입으로 숨을 내쉬면서 3초에 걸쳐 서서히 힘을 더하며 누른다. 다시 3초간 코로 숨을 들이쉬면서 서서히 힘을 뺀다. 좌우 10회씩 하루 3번 지압한다. 발바닥 앞뒤에서 함께 꾹 눌러주면 혈을 정확하게 자극할 수 있다.

• 용천

양 발가락을 구부렸을 때 쏙 들어가는 부분이 용천. 원기가 샘솟는다는 의미를 담고 있습니다. 체력과 기력이 향상되고, 피로와 정력 감퇴 현상이 개선되어 활력 넘치는 몸을 만들어줍니다.

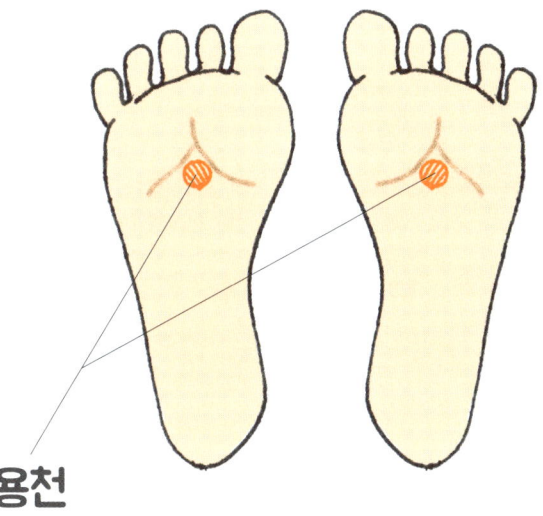

안티에이징 포인트

젊음을 유지하는 데 가장 중요한 힘인 정력이 솟고 몸과 표정에 활력이 돌아, 겉보기에도 젊어진 외모가 두드러진다.

용천

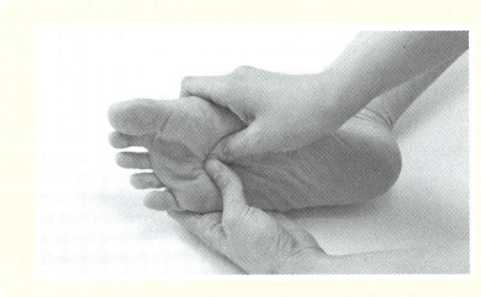

양손 엄지손가락을 포개어 혈에 대고 입으로 숨을 천천히 내쉬면서 3초에 걸쳐 조금씩 힘을 더하며 누른다. 다시 3초간 코로 숨을 들이쉬면서 서서히 힘을 뺀다. 좌우 10회씩 하루 3번 지압한다. 발의 앞뒤에서 함께 꾹 눌러주면 혈을 정확하게 자극할 수 있다.

성격과 운, 사회에서의 성향
발가락으로 알 수 있다?

발을 보면 그 사람의 성격과 됨됨이, 운, 사교성 등도 어느 정도 알 수 있다고 합니다.
나는 어느 유형에 속하는지 재미삼아 한번 확인해 볼까요?

 진단 포인트 1 **발가락 모양**

발가락 끝의 모양을 보면 그 사람이 어떤 성격인지 알 수 있습니다. 새로운 자신을 발견할 수
있을지도 모르겠네요. 좌우 어느 쪽 발이든 상관없습니다. 만일 둥근 발가락도 있고 사각인
발가락도 있다면 두 가지 이상의 유형이 혼합된 것으로, 그 유형에 해당하는 성격을 모두 포
함하고 있다고 보면 됩니다.

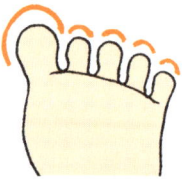 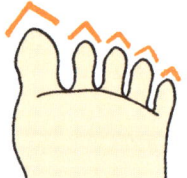 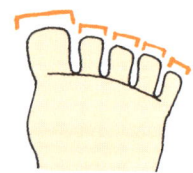

끝이 전체적으로 둥근 유형

발가락 끝이 전체적으로 둥
글고 두툼하며 발가락 사이
가 붙어 있는 편이다. 타인
에게 상냥하고 너그러운 성
격. 말투에서도 여유가 느껴
진다.

끝이 뾰족한 유형

발가락 끝이 뾰족한 형태를
띠고 있으며 발가락이 전체
적으로 가늘고 길다. 언변이
좋고 분위기를 잘 돋우는
성격이다. 전체를 종합하고
정리하는 데도 능하다.

끝이 각진 유형

발가락 끝이 각이 져 있고
관절 부분이 조금 울퉁불퉁
하다. 빈틈없는 성격의 소유
자. 기술자·연구자형이 많
으며 한 가지를 깊이 파고들
어 자기 것으로 만드는 성향
이 강하다. 고지식하고 다소
완고한 측면도 있다.

진단 포인트 2 엄지발가락 모양

엄지발가락은 삶을 대하는 태도가 나타낸다고 합니다. 특히 오른발의 엄지발가락은 인생과 경험을 보여주는데 당신이 지금까지 어떠한 길을 걸어왔는지를 확인할 수 있습니다.

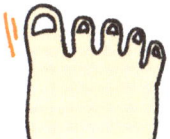

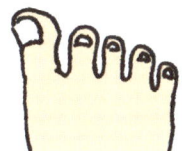

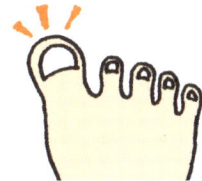

똑바로 위를 향해 있다

모범생 유형. 운명을 거스르지 않고 주어진 운명대로 걸어가고 있다.

옆을 향해 있다

주어진 환경에 순응하면서도 어떠한 자극이나 영향에 따라 변화를 꾀하기도 하는 유형. 다른 사람의 의견을 잘 받아들인다.

다른 발가락에 비해 매우 크다

삶은 스스로 개척하는 것이라고 생각하는 유형. 결의, 결심, 의지, 목적을 달성하는 힘이 있다.

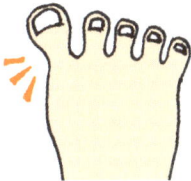

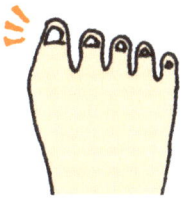

발가락 끝이 굵고 뿌리 부분이 가늘다

행동하기 전에 머리로 철저히 계산하는 유형. 행동으로 옮기는 데 시간이 다소 걸리는 편이다. 하지만 항상 시뮬레이션을 반복하므로 실패가 적다.

뿌리 부분이 굵고 발가락 끝이 가늘다

생각보다 행동이 앞서는 유형. 오판하는 경우가 꽤 있으나 타인으로부터의 신뢰가 두텁다.

발가락 사이의 간격

발가락과 발가락 사이의 간격만 봐도 적극성과 사교성 등을 간파할 수 있습니다. 어느 쪽 발로 확인해도 상관없습니다.

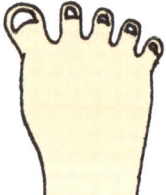

발가락 사이가 균등하게 넓다

발가락 간격이 5mm 전후. 적극적이며 대담한 성격이다. 주위에 늘 사람이 모이며 모두에게 인기가 많다.

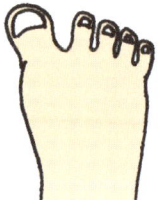

엄지발가락과 검지발가락 사이가 넓다

발가락 간격이 5mm~1cm. 리더형으로 직간과 추진력이 뛰어나다. 적극적이며 통솔력이 탁월하되, 신중한 면도 지니고 있다.

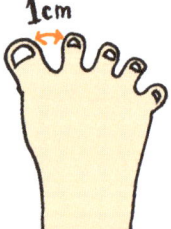

발가락 사이가 굉장히 넓다

발가락 간격이 1cm 이상. 독특한 발상을 하는 아이디어맨. 괴짜지만 특별한 재능을 발휘할 가능성을 가지고 있다.

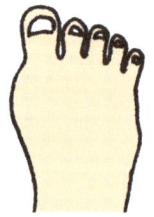

발가락 사이가 붙어 있거나 좁다

발가락 간격이 1mm 이하. 모든 일에 신중하고 보수적이다. 평온하게 지내는 것을 선호하는 안정지향형이다.

PART 5

족온을 통해
살찌지 않는
체질로 변화한다

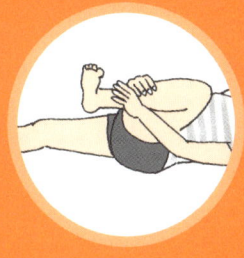

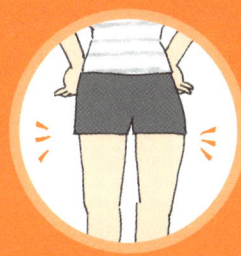

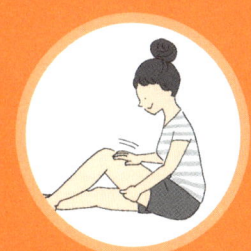

다이어트의 최대 적은 누가 뭐래도 냉증!

비만해지는 원인 중 하나는 노폐물, 잉여 수분, 지방이 축적되어 발생하는 부종과 연관이 있습니다. 따뜻한 피가 몸 구석구석까지 잘 흐르고 림프액도 정상적으로 순환하면 노폐물과 잉여 수분은 쌓이지 않고 흘러나가므로 부종도 발생하지 않습니다. 혈액과 림프액 등이 잘 순환하면 신진대사도 활발해져 지방도 잘 연소됩니다. 즉 족온을 실천하면 살이 찌지 않는 체내 환경이 만들어지는 반면, 몸이 냉한 상태에서는 노폐물과 지방이 축적되기 쉬워 살이 잘 빠지지 않는 것이지요.

"다이어트란 다이어트는 모조리 시도해 봤지만 전혀 빠지지 않아요……." 종종 이런 고민을 호소하는 분들이 많습니다. 실제로 이렇게 말한 분들의 몸을 점검해 보면 전체 혹은 부분적으로 냉기가 느껴집니다. 당연히 혈액과 림프액의 순환이 좋지 않아 체내의 불필요한 수분, 지방, 노폐물이 세포 사이에 차게 되는데, 그중 발의 냉증이 심한 경우에는 이것들이 중력을 따라 아래로 이동해 하반신에 쌓입니다(하반신만 살찐 사람이 많은 이유도 여기에 있습니다).

노폐물이 쌓여 혈액이 제대로 순환하지 못하면 부종이 점점 심해지고, 그로 인해 다시 노폐물이 정체됩니다. 살찐 사람의 몸속에서는 이러한 악순환이 벌어지고 있습니다. 다이어트를 하려면 이 상황을 근본적으로 개선해야 하며 이에 특효를 내는 요법이 바로 족온법입니다. 몸속 환경을 올바르게 정비해야 '살이 빠지지 않는 몸'에서 벗어날 수 있습니다.

신진대사가 촉진되면 쉽게 살이 찌지 않는다

족온을 습관화하면 다이어트 효과를 얻을 수 있을 뿐만 아니라, 근본적으로 살이 잘 찌지 않는 체질로 바뀔 수 있습니다.

나이가 들면 대사 능력이 저하되고 활동량도 줄어들기 때문에 전과 동일한 식사를 하더라도 몸이 불어나는 것은 일순간입니다. 연령의 증가뿐 아니라 저체온도 비만의 원인이 됩니다. 가령 체온이 1℃ 떨어지면 기초 대사량이 약 12% 저하되어 한 달에 2kg가량 체중이 늘어난다는 계산이 나옵니다. 여성의 하루 기초 대사량을 평균 1,200kcal라고 가정했을 때 약 150kcal의 기초 대사량이 감소한 것입니다. 이것은 어디까지나 통계상의 수치이지만 살이 찌는 원리는 같습니다.

간혹 "몸이 차면 체온을 유지하려고 지방을 계속 태우기 때문에 살이 빠진다고 생각했다."라는 사람이 있는데 이는 큰 착각입니다. 평균 체온이 낮아지고, 기초 대사량이 저하되면 살은 찌게 되어 있음을 기억합시다.

다시 말해 족온으로 대사를 촉진시키고 냉증을 없애야 근본적으로 따뜻한 체질이 되어 쉽게 살찌지 않는 몸을 만들 수 있다는 뜻입니다. 냉증을 해결하지 못한다면 어떤 다이어트를 하더라도 큰 효과를 보지 못할 것입니다. 칼럼 3(140쪽)에서도 언급했지만, 식사를 제한하거나 특정 음식만 섭취하는 다이어트도 주의해야 합니다. 일시적으로는 살이 빠질지는 몰라도 냉한 체질이 대사 능력을 떨어뜨려 몸이 원래대로 되돌아갈 확률이 높습니다.

족온을 시작했다고 해서 금세 극적인 다이어트 효과가 나타나는 것은 아닙니다. 그러나 냉한 체질을 초래하는 나쁜 생활습관을 고치고 기초 대사량을 높이기 위한 운동을 병행해 나간다면, 장기적이며 근본적인 몸의 변화를 분명 이뤄낼 수 있습니다.

냉한 부위가 바로 살찌는 부위

냉증이 쉽게 살찌는 몸을 초래하는 요인임을 설명했는데, 냉한 체질에도 몇 가지 유형이 있습니다. 그 유형에 따라 살찌는 부위도 달라집니다. 다이어트를 결심했다면 먼저 어느 부위를 빼고 싶은지 확실히 정해서 계획을 세우는 것이 좋습니다.

오른쪽의 그림과 설명을 볼까요? 냉증이 있는 부위와 살찌는 부위가 같거나 인접해 있음을 알 수 있습니다. 냉증이 혈액과 림프액의 흐름을 방해하고, 냉증이 있는 부위에 불필요한 수분, 지방, 노폐물이 쌓입니다. 즉 '살찐 부위=냉한 부위'이므로 족온으로 냉증을 개선하고 살찐 부위의 지방 연소에 효과적인 운동을 실시해야 균형 잡힌 체형을 만들 수 있습니다.

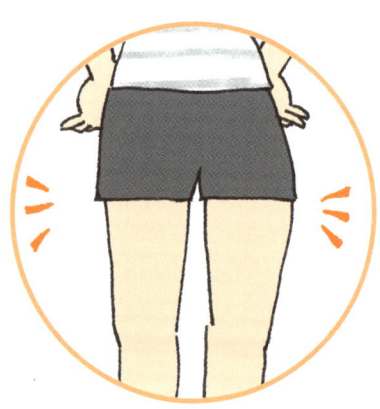

냉한 체질의 대표적인 세 가지 유형

1 말초 조직이 냉한 유형 손끝, 발끝과 같이 몸의 말초 조직이 차가운 유형이다.

- 손발이 금세 차가워진다.
- 땀을 잘 흘리지 않는다.
- 두통이 있다.
- 발가락 끝이 잘 움직여지지 않는다.

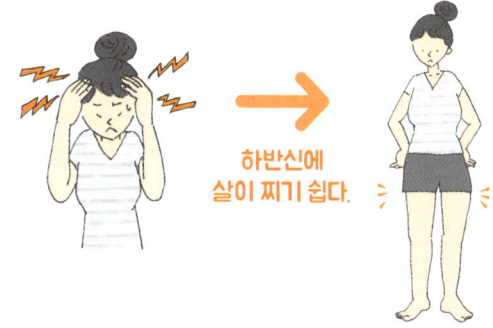

하반신에
살이 찌기 쉽다.

2 하반신이 냉한 유형 허리 아래가 전반적으로 냉한 유형이다.

- 손은 따뜻하지만 발은 차다.
- 상반신에 땀이 잘 난다.
- 발, 종아리, 넓적다리, 허리를 만져 보면
  냉기가 있다.
- 뺨 등 상반신에 열이 올라 있음을 느낀다.

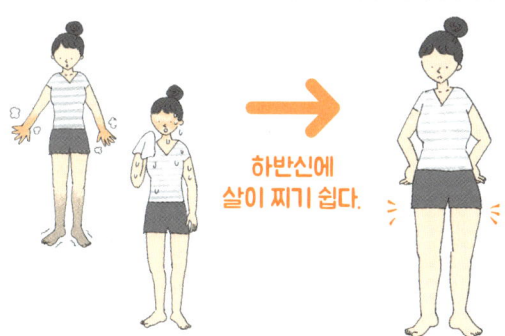

하반신에
살이 찌기 쉽다.

3 내장이 냉한 유형 몸의 표면은 따뜻한데 내장이 차가운 유형이다.

- 상반신뿐 아니라 발바닥에도 땀이 잘 난다.
- 과식하는 경향이 있다.
- 하복부가 냉하다.
- 속이 좋지 않다.
- 생리통, 생리불순이 있다.

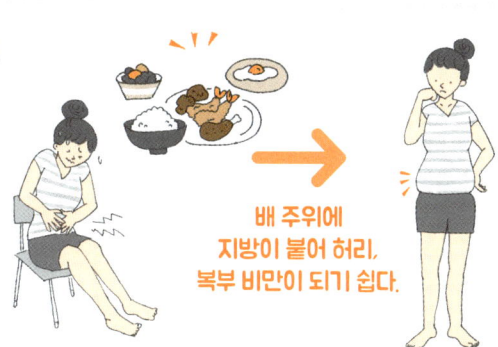

배 주위에
지방이 붙어 허리,
복부 비만이 되기 쉽다.

지방이 원활하게 배출되는 환경을 만든다

체질적으로 살이 잘 빠지지 않는 사람은 근육과 지방이 엉겨 있는 상태라고 생각하면 됩니다. 즉 근육에서 지방을 분리시키고, 림프액과 함께 흘려보내 체외로 배출하는 것이 필요합니다. 어렵게 생각될지 모르지만 지금 소개하는 '흔들흔들 체조'를 실시하면 단시간에 효과를 볼 수 있을 뿐 아니라, 그 효과가 상당 기간 지속됩니다. 족온과 함께 하면 살찌는 것과 거리가 먼 체질을 만들 수 있습니다.

이 체조법은 뼈와 근육, 지방, 림프액 등 인체 조직에 관한 이론을 바탕으로, 실제 제가 골격교정과 마사지를 할 때 시술하고 있는 수기요법을 접목해 고안한 방법입니다. 효과가 매우 탁월해서 딱 한 차례의 시술을 받고 넓적다리 사이즈가 5cm 줄고, 시술 다음날 체중이 2kg이나 감량한 사람도 있었습니다.

먼저 뼈와 근육이 접촉해 있는 부위에서 혈류가 정체된 부분을 넓혀줌으로써 혈액의 흐름을 개선시킬 수 있도록 합니다. 손발을 흔들흔들 털어주면 근육의 깊은 곳에 엉겨 붙어 있던 지방이 피부와 가까운 표면에 떠오르는데 이것을 림프절로 이동시킴으로써 지방을 효과적으로 배출시킬 수 있는 환경을 만듭니다.

이렇게 근육과 뼈의 유착을 풀어주면, 오래된 지방을 깊숙이 끌어안고 있느라 두껍고 단단했던 다리가 한결 부드러워집니다. 참고로 근육의 깊은 곳을 자극할 수 있다면 단시간에 지방을 태워서 빼낼 수 있습니다. 유산소운동을 하면 지방이 타기까지 약 20분이 걸린다고 알려져 있는데, 이 흔들흔들 체조는 그 같은 상태를 단 5분 만에 만들 수 있습니다. 혈액순환과 더불어 근육 대사도 활발해져서 지방이 한결 쉽게 연소됩니다. 꼭 시도해 보기 바랍니다.

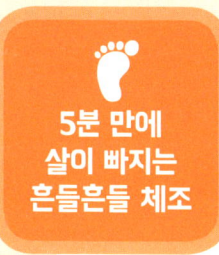
모두 실시하는데 3~5분 정도면 충분하며, 일주일에 2~3회로 효과를 볼 수 있다. 이마저도 시간 내기가 어렵다면 힘들이지 않고 간단히 할 수 있는 ③, ④, ⑦, ⑩만 실시해도 좋다.

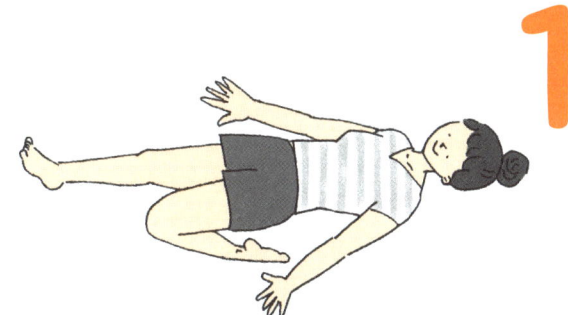

1 바깥 접기 스트레칭

바르게 누운 자세로 한쪽 다리를 바깥쪽으로 접어(무리하지 않는 범위 내에서 접는다) 발끝이 엉덩이 옆으로 오게 한다. 20초간 자세를 유지하고 반대쪽 다리도 똑같이 실시한다.

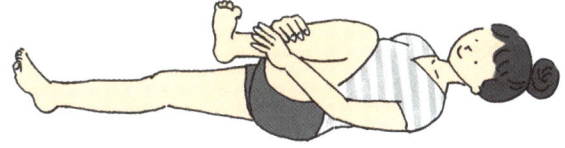

2 대퇴골과 골반의 위치를 바로잡는 스트레칭

한쪽 무릎을 올려 양손으로 정강이 부위를 잡고 몸 쪽으로 끌어당겨 30초간 자세를 유지한다. 반대쪽도 똑같이 실시한다.

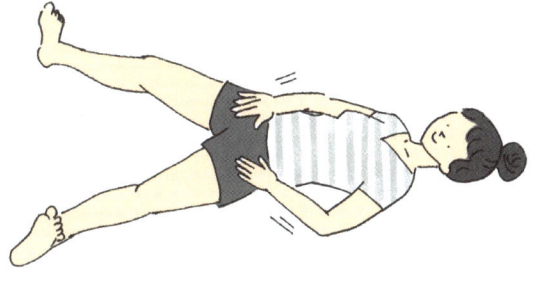

3 서혜부 마사지

두 다리를 어깨너비 정도 벌리고 손으로 서혜부(샅고랑)를 위에서 아래 방향으로 5~10회 부드럽게 쓸어 내린다.

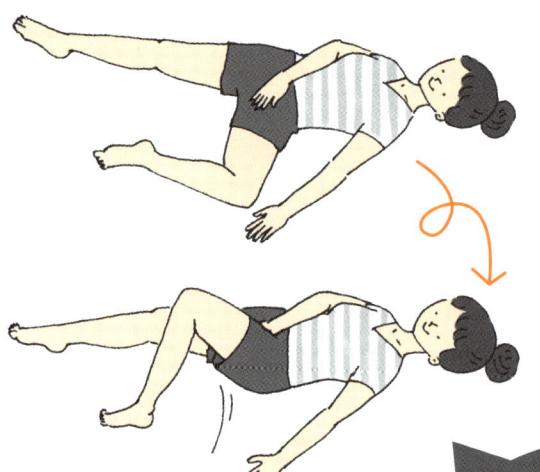

4

고관절의 림프절을 확장해주는 스트레칭

두 다리를 어깨너비로 벌리고 한쪽 다리의 무릎을 옆으로 구부린다. 구부린 다리와 반대쪽 손의 검지, 중지, 약지손가락 끝을 고관절에 대고, 다리를 안쪽으로 천천히 기울였다가 제자리로 되돌리기를 2회 반복한다. 반대쪽도 같은 방법으로 실시한다.

Check!

고관절을 따라 손가락으로 림프절을 누르는 것이 아니라, 다리를 안쪽으로 기울일 때 손에 걸리는 다리의 무게로 자극한다. 갑자기 강한 힘이 가해지면 근육이 경직될 수 있으므로 천천히 실시한다.

5

넓적다리의 냉한 부위 주무르기

넓적다리에서 차고 딴딴해진 부분을 찾아 온기가 돌 때까지 주무른다. 반대쪽 다리도 똑같이 실시한다.

Check!

차가운 부위의 살을 양손으로 두툼하게 잡고, 약간의 온기가 느껴질 때까지 계속 주무른다. 주무르는 힘이 너무 강하면 오히려 근육이 경직될 수 있으니 아프면서도 시원한 정도의 세기로 주무르자.

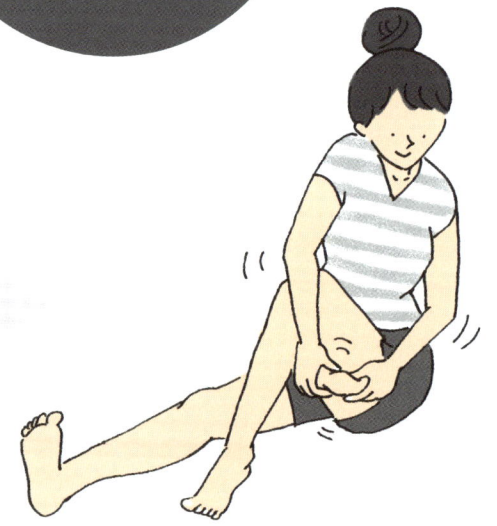

6 넓적다리 뒷면 근육 흔들기

양손의 손가락을 깍지 끼워 넓적다리 뒤쪽을 감싸듯이
잡고, 넓적다리를 세 구역으로 나누어 각각 5회씩 좌우
로 흔들어준다. 그것을 1세트로 해 10~15초 동안 3세
트를 실시한다. 반대쪽 다리도 똑같이 실시한다.

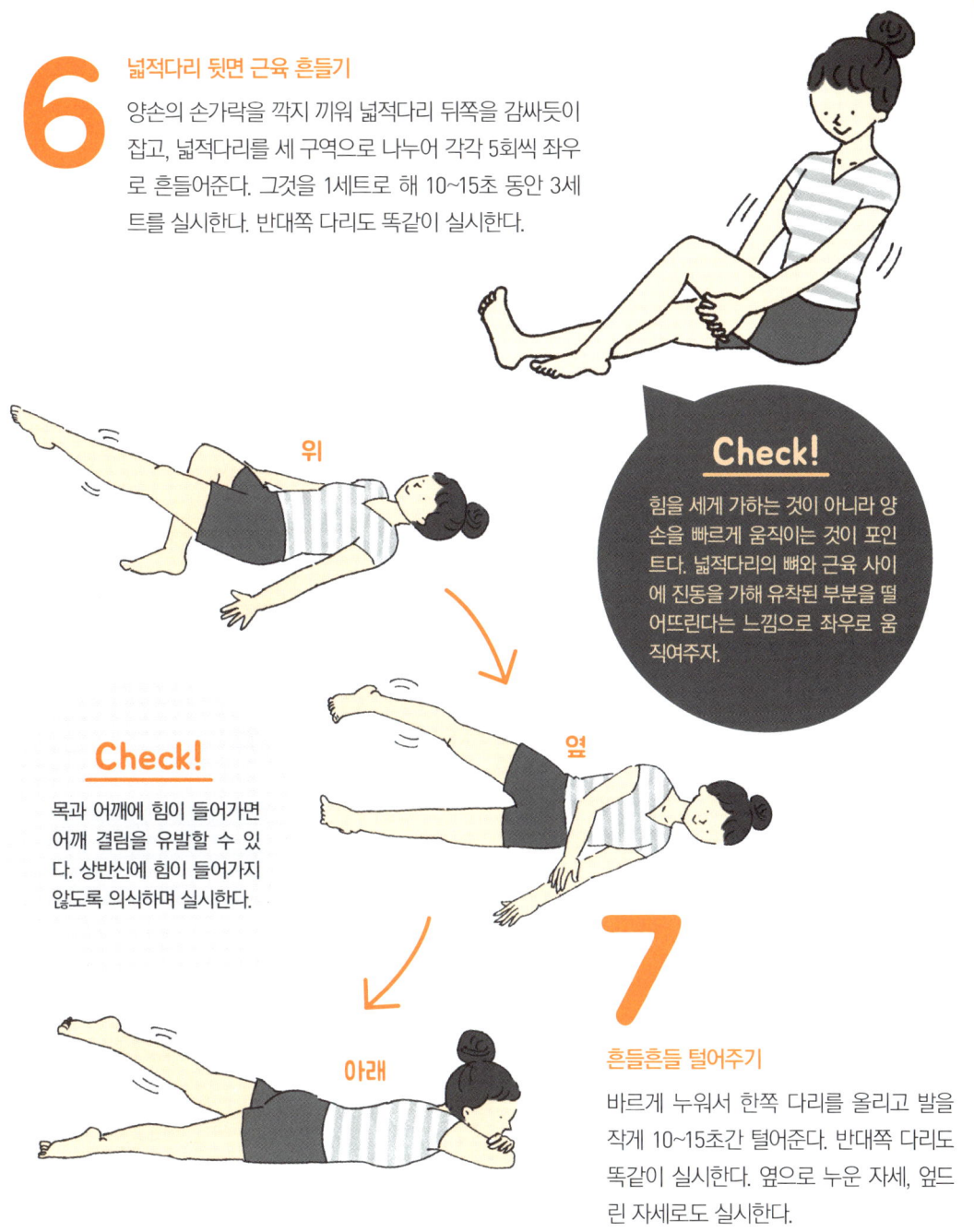

위

Check!

힘을 세게 가하는 것이 아니라 양
손을 빠르게 움직이는 것이 포인
트다. 넓적다리의 뼈와 근육 사이
에 진동을 가해 유착된 부분을 떨
어뜨린다는 느낌으로 좌우로 움
직여주자.

옆

Check!

목과 어깨에 힘이 들어가면
어깨 결림을 유발할 수 있
다. 상반신에 힘이 들어가지
않도록 의식하며 실시한다.

아래

7 흔들흔들 털어주기

바르게 누워서 한쪽 다리를 올리고 발을
작게 10~15초간 털어준다. 반대쪽 다리도
똑같이 실시한다. 옆으로 누운 자세, 엎드
린 자세로도 실시한다.

8 넓적다리를 당겨 올리고 다시 부드럽게 쓸어 올리기

앉은 자세에서 무릎을 세운 다음 넓적다리 뒤쪽에 같은 쪽 손바닥을 대고, ⓐ부분을 화살표 방향(안쪽에서 바깥쪽)으로 5회 당겨 올리고, 반대쪽 손으로 ⓑ부분을 화살표 방향(무릎에서 넓적다리의 윗부분)으로 5회 쓸어 올린다. 다음으로 ⓐ에서 손바닥 하나만큼 올라간 ⓒ부분을 마찬가지의 방식으로 5회 당겨 올리고, ⓓ부분을 화살표 방향으로 5회 쓸어 올린다. ⓔ, ⓕ도 같은 방법으로 실시한다. 이것을 1세트로 총 3세트 실시한다. 반대쪽 다리도 똑같이 실시한다.

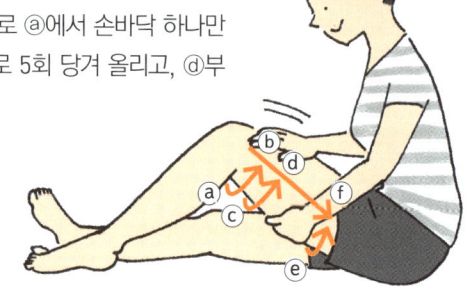

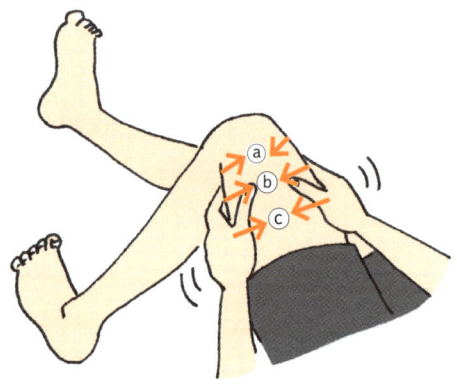

9 근육 조이기

넓적다리를 양쪽에서 잡아 안쪽 방향으로 힘을 주어 누른다. 넓적다리를 ⓐ, ⓑ, ⓒ 구간으로 나누어 무릎 쪽에서 조금씩 이동하면서 각각 3회씩 안쪽으로 누른다. 이것을 1세트로 총 2세트 실시한다. 반대쪽 다리도 똑같이 실시한다.

10 넓적다리를 부드럽게 쓸어 올리기

무릎에서 조금 위쪽의 넓적다리 중앙에 양손을 놓고 넓적다리의 상단을 향해 좌우 손을 교대하며 5회씩 쓸어 올린다. 반대쪽 다리도 똑같이 실시한다.

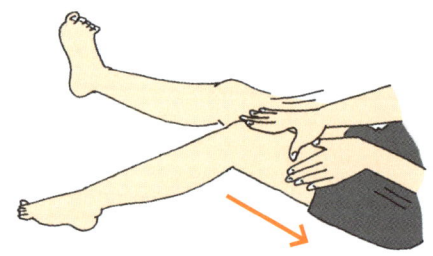

앞으로의 인생을
당신답게, 건강하게, 활기차게!

지금 우리 주변에는 다이어트법과 건강법이 넘쳐 납니다.

물론 저마다 나름의 장점이 있겠지만, 상당수가 아무 효과가 없거나

있더라도 일시적인 효과에 그치는 경우가 많습니다.

처음에 눈에 띌 정도의 큰 효과를 낸 다이어트 요법이 얼마 지나지 않아

요요현상이나 그에 상응하는 부작용이 동반되어 몸 상태가 더 악화되는 경우도

부지기수입니다. 결국 다이어트와 건강 둘 다를 잡기 위해 가장 중요한 것은 체질 자체를

변화시키는 것입니다. 병에 잘 걸리지 않는 몸, 쉽게 살찌지 않는 몸을 만드는 것이지요.

족온을 습관화하면 그것을 이룰 수 있습니다.

족온의 궁극적인 목적은 몸의 근본적인 변화를 일으키고 활력을 만들어내는 것입니다.

기존의 생활방식과 환경에 길들여져 있던 몸이다 보니 하루아침에 극적인 효과를

기대하기는 어렵지만, 차츰차츰 체질 자체가 변화하고 있음을 느끼게 될 것입니다.

'땀이 잘 난다', '더 이상 발끝이 차지 않다' 등

내 몸이 분명 나아지고 있다는 것을 말입니다.

족온을 통해 앞으로의 인생을 당신답게, 건강하게, 활기차게, 젊게

살아가기 위한 몸으로 바꾸어 봅시다.

따뜻한 발이면 충분하다

족온법

1판 1쇄 │ 2017년 4월 28일
지 은 이 │ 요시다 가요
감　　수 │ 시라사와 다쿠지
옮 긴 이 │ 장은정
발 행 인 │ 김인태
발 행 처 │ 삼호미디어
등　　록 │ 1993년 10월 12일 제21─494호
주　　소 │ 서울특별시 서초구 강남대로 545─21 거림빌딩 4층
　　　　　 www.samhomedia.com
전　　화 │ (02)544─9456(영업부) / (02)544─9457(편집기획부)
팩　　스 │ (02)512─3593

ISBN 978─89─7849─556─1 (13510)

이 도서의 국립중앙도서관 출판예정도서목록(CIP)은
서지정보유통지원시스템 홈페이지(http://seoji.nl.go.kr)와
국가자료공동목록시스템(http://www.nl.go.kr/kolisnet)에서 이용하실 수 있습니다.
(CIP제어번호: CIP2017008250)